中东呼吸综合征问答

ZHONGDONG HUXI ZONGHEZHENG WENDA

主　编　韩志海
副主编　李　毅　张　燕　田　光
编　者　（以姓氏笔画为序）
　　　　王晓静　付玉梅　孙慧男
　　　　汪文靖

U0343533

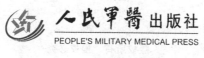
人民军医出版社

PEOPLE'S MILITARY MEDICAL PRESS

北京

图书在版编目(CIP)数据

中东呼吸综合征问答/韩志海主编. 一北京:人民军医出版社,2015.8

ISBN 978-7-5091-8588-9

Ⅰ.①中… Ⅱ.①韩… Ⅲ.①重症呼吸综合征-问题解答 Ⅳ.①R563.1-44

中国版本图书馆 CIP 数据核字(2015)第 160388 号

策划编辑:李 玫 程晓红	文字编辑:伦踪启 卢紫晔	责任审读:赵 民

出版发行:人民军医出版社　　　　　　　　经销:新华书店

通信地址:北京市 100036 信箱 188 分箱　　邮编:100036

质量反馈电话:(010)51927290;(010)51927283

邮购电话:(010)51927252

策划编辑电话:(010)51927300-8226

网址:www.pmmp.com.cn

印、装:京南印刷厂

开本:787mm×1092mm　1/32

印张:3　字数:58 千字

版、印次:2015 年 8 月第 1 版第 1 次印刷

印数:0001-1500

定价:18.00 元

内容提要

本书介绍了中东呼吸综合征的传播途径、临床症状、重症患者的救治、病情进展、预后以及防护措施。内容翔实,语言简练,适合临床医生及卫生管理工作人员阅读参考,也可为普通民众普及相关知识提供帮助。

前　言

中东呼吸综合征是由一种新型冠状病毒（MERS-CoV）引起的病毒性呼吸道传染性疾病。该病毒于 2012 年首次出现在沙特阿拉伯，之后在中东等地传播。2015 年 6 月 14 日，韩国确诊患者增至 150 人，死亡人数为 16 人。2015 年 5 月 29 日，我国广东惠州出现首例输入性中东呼吸综合征确诊病例。

中东呼吸综合征临床症状不特异，并出现人与人之间的传播，重症患者病情可迅速出现呼吸窘迫综合征、多器官功能衰竭，最终导致死亡，目前病死率可达 40%。

本书介绍了中东呼吸综合征的传播途径、临床症状、重症患者的救治、病情进展、预后及防护措施，强调中东呼吸综合征患者的管理要做到"四早"，即"早发现、早报告、早隔离、早治疗"，这是减少、控制及消灭中东呼吸综合征的重要前提和步骤。本书的目的是普及中东呼吸综合征的基本知识，提高群众的辨识能力，提高医务人员的业务水平和责任感，一旦发现疑似中东呼吸综合征病例，应严格检查，及时采取控制措施，减少传播。

中东呼吸综合征病毒与非典型肺炎病毒不同，有一定的长期存在性。因此,防控中东呼吸综合征的战役还可能持续,让我们充分了解疾病特性,有备而战,有防而控,尽量减少此类传染病造成的损失。

海军总医院呼吸科　韩志海

2015 年 6 月 22 日

目　录

CONTENTS

一、什么是中东呼吸综合征

中东呼吸综合征是由一种新型冠状病毒（MERS-CoV）引起的病毒性呼吸道传染性疾病。该病毒于2012年首次出现在沙特阿拉伯，之后在中东等地传播，国际病毒分类委员会冠状病毒研究小组在2013年5月15日的《病毒学杂志》上发布公告，将此新型冠状病毒命名为中东呼吸综合征冠状病毒（MERS-CoV），5月23日，世界卫生组织（World Health Organization，WHO）将新型冠状病毒感染命名为"中东呼吸综合征"（Middle East respiratory syndrome，MERS）。

冠状病毒属巢状病毒目、冠状病毒科，是一组能够导致人类和动物发病的病毒，常能够引起人类发生从普通感冒到严重急性呼吸综合征（severe acute respiratory syndrome，SARS）的多种疾病。目前研究认为，引起中东呼吸综合征的新型冠状病毒与2003年在我国引起大流行的SARS病毒是同科，该种病毒宿主为中东地区的单峰骆驼，骆驼则是被蝙蝠所传染。

目前资料显示，MERS的传染性不如SARS，但比SARS病死率高。

二、中东呼吸综合征目前主要好发及流行于哪些地区

截至2015年5月16日，全球共有20多个国家总计报告1142例MERS病例，死亡人数为465人，病死率达

40.7％,绝大多数死亡患者位于沙特阿拉伯境内。

目前,大多数确诊病例集中于中东国家,如沙特阿拉伯、阿联酋、约旦、科威特、阿曼、卡塔尔和也门。病毒开始似乎在整个阿拉伯半岛广泛循环,中东以外地区报告的所有病例最初均在中东被感染,然后输入到中东以外地区。其中,韩国感染 MERS 的病例近期猛增,至 2015 年 6 月 14 日,韩国确诊患者增至 150 人,死亡人数为 16 人。

根据 WHO 最新通报,以下国家已有报告中东呼吸综合征病例:中东地区的沙特阿拉伯、阿联酋、约旦、科威特、阿曼、卡塔尔和也门;非洲的埃及和突尼斯;欧洲的法国、德国、荷兰、希腊、意大利和英国;亚洲的韩国、中国、菲律宾、马来西亚和黎巴嫩,以及北美的美国。

三、我国目前中东呼吸综合征的发病情况如何

2015 年 5 月 29 日,广东惠州出现首例输入性 MERS 确诊病例。患者为韩国人,男性,1971 年出生,系韩国 MERS 病例的密切接触者,5 月 21 日在韩国境内出现不适,26 日乘坐航班抵达香港,经深圳入境抵达惠州。该病毒可通过接触传染,尽管尚未暴发过大规模疫情,但我国境内首次出现该病例依然引起了高度关注。截至 31 日该患者在广东的密切接触者达 61 人,已经就近隔离观察,目前尚未发现异常。

四、中东呼吸综合征冠状病毒是怎么发现的

《新英格兰医学杂志》于 2014 年 6 月 4 日发表了德国波恩大学德罗斯腾教授(Christian Drosten)等的研究。研

究人员对一名沙特死亡病例的基因检测研究发现，这位患者是与骆驼接触而染病的，因为从他体内分离出的冠状病毒与其农场里的骆驼中存在相同的基因序列。这是在沙特阿拉伯首次确认的人类与骆驼直接接触后感染 MERS 冠状病毒的病例。由于患者曾直接接触骆驼的鼻腔分泌物，因此推断骆驼是导致其感染 MERS 冠状病毒的源头。这匹骆驼与患者之间存在直接传播，没有任何中间媒介。而且，这匹骆驼及另外 8 匹该男子养的骆驼在与患者接触前已经感染了 MERS 冠状病毒。

MERS 冠状病毒的感染来源尚不完全清楚。但在埃及、卡塔尔和沙特的骆驼中分离到和人类病毒株相匹配的病毒株。很多研究已经在非洲和中东的骆驼中发现病毒抗体。人和骆驼的病毒基因序列数据表明两者之间存在密切联系。可能还存在其他宿主。然而，山羊、牛、绵羊、水牛、猪和野生鸟类等动物体内到目前为止仍未检测到 MERS-CoV 抗体。这些研究结合起来，支持了骆驼可能是人类感染 MERS 冠状病毒的可能来源的假设。

但是，骆驼并非 MERS 冠状病毒的最终宿主或源头宿主。研究发现，这些骆驼只是病毒的中间传播者（中间宿主），有研究表明，传播 MERS 冠状病毒的源头宿主来自蝙蝠。但冠状病毒在动物中普遍存在，除蝙蝠之外，啮齿动物和野生鸟类也可能感染。确认 MERS 冠状病毒的源头宿主对于防治该病非常重要，但需要较长时间。正如 2003 年流行的 SARS 一样，最初推断果子狸是冠状病毒的源头宿主，后来在 SARS 平息之后，多项研究又认为中华菊头蝠是冠状病毒的源头宿主。

五、中东呼吸综合征冠状病毒发病特点是什么

据 WHO 通报,MERS 的潜伏期为 7～14 天。而目前病例中出现的最短潜伏期为 5 天,多数 MERS 病例的潜伏期在 7～14 天,但对于单个散发病例、暴露于环境或动物源的感染病例,由于暴露史不明确,因而无法对该类病例的潜伏期进行估算;而在 MERS 的人与人传播聚集性病例分析中显示,潜伏期为 5.2 天(95％ CI:1.91～4.7 天)和 5.5 天(95％ CI:3.6～10.2 天)。临床表现以急性呼吸道感染为主要表现。起病急、高热,体温可达 39～40℃,可伴有畏寒、寒战、咳嗽、胸痛、头痛、全身肌肉关节酸痛、乏力和食欲减退等症状。在肺炎基础上,临床病变进展迅速,很快发展为呼吸衰竭、急性呼吸窘迫综合征(acute respiratory distress syndrome,ARDS) 或多器官功能衰竭 (multiple organ dysfunction syndrome,MODS),特别是急性肾衰竭,甚至危及生命,目前大约 30％ 的病例出现死亡。通过对当前病例的汇总分析,发现仍有 21％ 属轻症患者或者是无症状感染者,这些非典型患者和轻症患者起初表现为胃肠道症状,然后才出现呼吸系统症状。这就提示我们,目前发现的病例还可能只是冰山一角,大量隐性感染者还未被发现,尤其是胃肠道疾病在旅游者中本来就很常见,给临床医生增加了鉴别诊断难度。

美国疾病控制预防中心(Centers for Disease Control,CDC)建议旅行者进入阿拉伯半岛或附近国家要做好呼吸系统疾病预防工作,包括经常洗手,避免与呼吸道疾病患者接触。如果该地区的游客在旅行途中或在返回途中 14

天内出现咳嗽或呼吸急促症状,应尽早就医,并且告知医生他们最近的旅行地区。对于可能已经暴露于 MERS-CoV 的人群,应对发热和呼吸道症状持续监测 14 天。

六、中东呼吸综合征的发病机制和病理生理变化如何

MERS-CoV 能感染多种细胞,它是利用表面 S 蛋白和细胞相互作用而进入靶向细胞。在病毒感染过程中,S 蛋白能诱导产生中和抗体、T 细胞免疫应答及保护性免疫。S 蛋白是一型跨膜蛋白,包含两个功能性的亚基(位于膜外 N 末端的 S1 亚基和近膜端的 S2 亚基,S1 决定细胞的极性和与靶细胞相互作用,S2 则介导病毒囊膜与细胞膜融合。对几种人类冠状病毒的 S 蛋白的序列和模型分析显示,MERS-CoV 的 S 蛋白具有一个受体结合域(receptor binding domain,RBD),由于 MERS-CoV 和 SARS-CoV 有很高的临床相似性,所以初期认为 MERS-CoV 也和 SARS-CoV 一样,使用血管紧张素转化酶 2(angiotensin converting enzyme 2,ACE-2)为细胞受体,但随后的研究发现,ACE-2 重组抗体的中和作用并不能阻止 MERS-CoV 的感染。进一步的研究发现,二肽基肽酶 4(dipeptidyl peptidase 4,DPP4,亦称为 CD26)能特异性地和 MERS-CoV 的受体结合 S1 域纯化出来,且 DPP4 在非敏感细胞内重组表达能使之变成易感细胞,DPP4 的抗体能阻断病毒的感染,说明 DPP4 是 MERS-CoV 的功能受体。在人体细胞内,DPP4 在哺乳动物中高度保守,主要表达于肺、肾、肝、小肠、胰腺等上皮细胞表面及激活的淋巴细胞表面,MERS-

CoV 通过其 S 蛋白上的 RBD 与细胞表面受体 DPP4 相互作用,介导病毒吸附于细胞,随之与细胞的膜融合及进入到细胞内,启动病毒感染。我国的研究人员从分子水平研究了 MERS-CoV RBD 与 DPP4 的结合与相互作用,以及所形成的复合物晶体结构。研究结果均显示,MERS-CoV RBD 是由一个核心亚区和一个外部的受体结合亚区组成,且核心亚结构与 SARS-CoV 刺突分子高度同源,但外部亚结构域则具有高度变异性,这种变异可能有利于实现病毒的特异性致病过程,如受体识别。进一步的突变研究还确定了 RBD 的几个关键残基,对病毒结合 DPP4 以及进入靶细胞至关重要,这些病毒与受体相互作用的分子水平研究,能为开发新型的治疗药物及疫苗提供非常重要的参考。

MERS 病理表现主要为:肺充血和炎性渗出、双肺散在分布结节和间质性肺炎。从目前 MERS 病例的发展进程来看,可能存在过度炎症反应。胸部 X 线片的结果和局限性肺炎和 ARDS 的结果一致,如双侧肺门浸润,单侧或双侧片状增厚、分割或肺叶混浊,毛玻璃样外观,胸腔积液等。下部肺叶比上部肺叶受损程度更大。肺部 CT 扫描则显示间质性浸润和实变。患者通常表现为白细胞减少,尤其是淋巴细胞减少症。另外患者的血、尿及粪便中均能检测到病毒 RNA,但远少于呼吸道内的病毒量,且上呼吸道中的病毒量通常也比下呼吸道量少。在一些患者中发现有其他呼吸道病毒共感染,在机械通气的患者中也出现医院获得性细菌感染。通过分析目前病例的实验室检测结果,可发现 49% 的病例出现乳酸脱氢酶升高,15% 病例出现天冬氨酸转氨酶升高,36%病例出现血小板减少,34%病例出现淋巴细胞减少。

七、中东呼吸综合征好发于哪些人群

根据目前已经发表的资料,所有病例中除少数病例外,其他病例患者(96%)均患有一种或者多种基础性疾病,分别是糖尿病(68%)、高血压(34%)、心脏疾病(28%)和肾疾病(49%)。其中34例病例(72%)存在一种以上的基础性疾病。平均潜伏期5.2天(1.9～14.7天),平均发病到重症监护病房(intensive care unit, ICU)的时间为5天(1～10天),平均发病到需要机械通气的时间为7天(3～11天),平均发病到死亡时间为11天(5～27天)。

Al-Tawfiq JA等在医院开展了MERS病例对照研究,他们选择了17例MERS确诊病例和82例同病区的有呼吸道症状但MERS-CoV检测阴性的病例作对照,病例组与对照组平均年龄分别是60.7岁和57岁。结果显示,两组在性别、发热、咳嗽和胸部X线检查率上差异均无统计学意义,但是在肥胖(体质指数32.02 vs 27.78,$P=0.03$)、糖尿病终末期肾病方面有明显差别(33% vs 7%;OR=7;$P=0.012$)。与对照组相比,MERS病例组白细胞的正常比例较高(82% vs 52%,OR=4.33;$P=0.029$)。病例组住院时X线检查发现有肺间质浸润的比例也比对照组高(67% vs 20%,OR=8.13;$P=0.001$),同时病例组的致死率和进ICU治疗的重症病例比例也更高(76% vs 15%,$P<0.01$)。该项研究提示,具有基础性疾病者可能是MERS感染致病的危险因素,同时也说明MERS病例

的病情较对照疾病更为严重,将有不良的预后与结局。

而 Memish ZA 等通过 RT-PCR 方法检测儿童鼻咽拭子,在沙特一共有 11 例儿童检出阳性,其中 2 例出现症状(其中 1 例死亡),其他 9 例儿童无症状,10 例儿童感染者均康复。这 11 例儿童的平均年龄为 13 岁(2—16 岁),8 例女童,3 例男童(女与男比例为 2.7∶1),这项研究说明,MERS 感染人群不仅限于成年人,也可以感染儿童,儿童病例多数是轻症和无症状感染者,但是在有基础性疾病儿童容易出现重症与死亡。

2013 年 11 月发生在阿联酋一起家庭聚集性病例中,有 1 例孕妇 MERS 病例,孕妇在 MERS 重症住院期间产下 1 名婴儿后死亡。提示 MERS 与其他呼吸道病毒一样,孕产妇感染同样面临着巨大的风险,对这一人群应加强监测,尽早发现,尽早治疗,但至目前还不清楚 MERS 病毒是否会发生胎盘传播。

所以,MERS 的易感人群包括年龄≥65 岁的老年人、儿童、孕妇、患有慢性疾病、免疫系统缺陷或癌症患者,因此,这类人群更加需要避免与急性呼吸道感染病人密切接触。

八、中东呼吸综合征的传染源是什么？传播途径如何

自发现 MERS-CoV 病毒以来,研究人员对其传播源进行多方面的调查及研究。最初,病毒学家 Ron Fouchier 推测这种病毒可能来源于蝙蝠,因为蝙蝠体内携带有多种类型的冠状病毒。遗传及系统进化分析结果也显示,MERS-CoV 在亲缘关系上更接近于亚洲、欧洲、南非、加纳

等蝙蝠体内的冠状病毒,尤其是和扁颅蝠冠状病毒 HKU4 和伏翼蝙蝠冠状病毒 HKU5 最为接近。从沙特的一只蝙蝠粪便内检测到病毒 RNA RdRp 基因的一段包含 190 个核苷酸序列和附近患者体内分离到的 MERS-CoV 序列完全相同。但该研究样本数太少,而且蝙蝠与人类的接触十分有限,因此,专家推测,在蝙蝠和人之间可能还有另一中间宿主作为连接放大器,能使病毒在其体内大量扩增,使之更易于传播给人。研究人员对中东地区的其他动物也进行了研究。Reusken CB 等在来自中东阿曼的全部 50 头单峰骆驼(100%)和西班牙加那利群岛 105 头骆驼中的 15 头(14%)的血清样本中检测到抗 MERS-CoV 刺突蛋白的特异性抗体,但在骆驼的血液及粪便中并没有检测到病毒的核酸,而在当地养殖的绵羊、山羊、牛及北欧单驼峰的血清样本中未检出抗 MERS-CoV 刺突蛋白的特异性抗体。Hemida MG 等对沙特阿拉伯两个区的单峰驼及其他家畜的研究也获得相似的结果,大部分单峰驼血清内抗体阳性,绵羊、山羊、牛及鸡的血清内抗体阴性。2014 年,Hemida MG 等研究了在骆驼体内分离到的 MERS-CoV,发现其全基因组序列和人体内分离到的病毒序列具有 99.9% 的相似性,只在 S 蛋白基因的 RBD 之外发现 6 个核苷酸突变,但并不影响和细胞表面受体结合。Hemida MG 等还在骆驼的鼻拭子样品及粪便内检测到病毒,且鼻拭子样品内的病毒检测率更高。初步研究还发现,骆驼体内的 MERS-CoV 预存抗体并不能有效保护动物免受感染。从沙特阿拉伯全国范围内采集的 200 多头单峰驼血液样本中,也发现 74% 的样本显示血清抗体阳性;进一步的病毒核酸检测发现,病毒主要存在于骆驼的呼吸道中,部分粪便样品中也能检测到病毒核酸。对1992～2010年采集的骆驼血液样本的分析表明,这种病毒在骆驼中存在的历史至少可追溯到1992年,但骆驼没有表现出任何感染症状。另外,研究人员也从骆驼的乳汁中发现了MERS-CoV,同时还在骆驼养殖场及屠宰场的工人中,发现8.7%的工人体内含有抗MERS-CoV的抗体,说明他们可能曾经被MERS-CoV感染过,但并没有表现出严重的症状。来自美国国家过敏与感染疾病研究所的研究人员也发现,在未消毒的骆驼奶中,MERS-CoV在4℃可以存活72h,22℃时可存活48h,63℃加热30min则未检测到活性病毒。因为有些病例有骆驼接触史,且骆驼肉和奶都是当地的日常消耗品,所以研究人员认为骆驼是人类感染MERS-CoV的真正源头,但这些研究仍然不能确定病毒是通过何种途径传播给人的,也不能提供直接的证据。

然而,另一篇研究报告则为该病毒是从骆驼传染给人提供了一个直接的证据。该研究报道了2013年11月死于MERS-CoV的一名44岁沙特男子的研究结果。研究发现,这名男子饲养有9头骆驼,其中4头骆驼生病流鼻水,病人曾在发病前为一头患病骆驼的鼻子抹药治疗,7天之后这名男子就患上了MERS。研究人员对从病骆驼中发现的病毒和致该男子死亡的病毒进行了比对,发现它们的基因组是一致的。因此,研究人员相信,这一MERS-CoV的致死病例是因为与患病骆驼密切接触而被传染所致,骆驼有很大可能是MERS-CoV感染人类的主要来源。

所以,去往中东地区旅游的人们,应注意个人卫生及手部清洁,在人潮密集或空气不流通处应佩戴口罩,并避免骑乘或接触骆驼,以降低受感染的可能性。

目前在相关的暴发疫情中,MERS呈现出由动物—人和有限人—人传播两种传播方式。其中动物—人传播模式在MERS疫情中具有重要的流行病学意义,因为MERS-CoV人群的传入通常是通过该途径实现的。但在众多散发病例中,许多病例并无明确的类似病例暴露史,提示更多的通过环境或动物源性而获得感染。而在众多的动物源性的血清学研究的结果也支持动物—人传播这一传播途径。根据现在国际的相关报道,MERS的人—人传播是有限的,以韩国为例,MERS病毒来自人员间频繁和近距离的接触,感染者均在一家医院内,甚至在未隔离的情况下入住同一间病房。这就提示我们密切接触是感染MERS-CoV的一种途径。

虽然我们尚不清楚MERS-CoV的传播途径,但是MERS-CoV毕竟也是冠状病毒的一种,我们可以明确冠状病毒是通过呼吸道分泌物排出体外,经口液、喷嚏、接触传染,并通过空气飞沫传播的,因此,我们也可以从这些方面采取措施从而试图达到切断MERS-CoV传播途径的目的。

九、中东呼吸综合征能够在人与人之间传播吗

如前述,MERS传染来源可能来自单峰骆驼,人可能通过接触含有病毒的单峰骆驼的分泌物、排泄物、未煮熟的乳制品或肉而感染。而人际间主要通过飞沫经呼吸道传播,也可通过密切接触患者的分泌物或排泄物而传播。

MERS病毒在人与人之间传播似乎不大容易。人与人

之间传播的途径,目前来看主要有飞沫传播,就是病人呼气、咳嗽、打喷嚏时候喷出的飞沫降落在其他人身上,然后通过眼、口、鼻黏膜进入到身体内。但飞沫传播只局限在传染源周围,对于人与人之间在公共场所的短暂接触,其传染力是有限的,所以只有传染源周围的密切接触者才可能被传染,如家庭成员、病人和医护人员之间的感染性较高。

还有就是呼吸道分泌物或者排泄物传播,就是因为接触到被病人分泌物或排泄物所污染的日常生活用品,比如毛巾、餐具、电话等,然后病毒通过眼、口、鼻黏膜进入到被传染者身体内。

我国著名的呼吸病专家钟南山院士表示,目前中东呼吸综合征病毒没有发生变异,只是有限的人传人,还没有找到第一代、第二代传播病例的数据,应该会比较好控制。目前还没明确中东呼吸综合征冠状病毒是否像非典型肺炎病毒一样,能近距离人传人。MERS 病毒是否通过空气传给他人,都还没有得到很好的证实。

MERS 具备"有限的人传人"能力,可以这样解释,基于目前的证据来看,MERS 患者主要是二代病例(就是被一个病人直接传染的患者),三代病例(就是被一个二代病例传染的患者)发生的概率很低。

从能反映传染病的人际传播能力的传播指数来看,SARS 是 3,就是说,1 个 SARS 患者平均能够传染 3 个人。而 MERS 是 0.6,也就是 1 个 MERS 患者平均能传染的病人不到一个。所以,从目前来看,MERS 的传染性没有那么强。

十、中东呼吸综合征有哪些症状

MERS 的潜伏期为 2～14 天。急性起病,自发病之日起,2～3 周病情都可处于进展状态,主要临床表现早期主要表现为发热,体温超过 38℃,可呈持续性高热,可伴有畏寒、乏力、头痛、肌痛等。在早期使用退热药物可有效,进入进展期,通常难以用退热药控制高热。使用糖皮质激素可对热型造成干扰。可出现咳嗽、胸痛、呼吸困难、低氧血症,部分病例还可出现呕吐、腹痛、腹泻等症状。重症病例多在 1 周内进展为重症肺炎,可发生急性呼吸窘迫综合征、急性肾衰竭,甚至多脏器衰竭。MERS 出现急性肾衰竭较多。

查体:肺部体征可不明显,部分可闻及少许湿啰音,或肺实变体征。偶有局部叩诊浊音、呼吸音减低等少量胸腔积液的体征。

年龄＞65 岁、肥胖、患有其他疾病(如肺部疾病、心脏病、肾病、糖尿病、免疫功能缺陷等)为重症高危因素。部分病例可无临床症状或仅表现为轻微的呼吸道症状,无发热、腹泻和肺炎。

提到冠状病毒,人们首先会联想到 21 世纪初暴发流行的 SARS。从 2002 年 11 月 16 日我国广东省佛山市发现第 1 例 SARS(当时被称为非典型肺炎)病例至 2003 年 SARS 全球暴发流行,短短几个月时间里,在全球 30 多个国家共确诊感染 SARS-CoV 患者 8422 例,其中 916 例病死,病死率超过 10%。SARS 感染患者在临床以发热、乏力、头痛、肌肉关节酸痛等全身症状和干咳、胸闷、呼吸困难等呼吸道症状为主要表现,冠状病毒可以感染包括人类在内的多种宿主,能引起呼吸道、肠道、肝、神经系统等多种疾病。与 SARS 感染患者的临床症状不同,MERS-CoV 除可以引起急性重症肺炎的临床症状外,还可引起急性肾衰竭。以确诊患者的临床表现为例,该患者初始阶段主要表现为发热和流涕,1 周后症状有所减轻,但随后又再次出现一些临床症状,包括咳嗽、关节痛、肌痛,然后进一步恶化出现急性肺炎并伴有肾衰竭。与该患者同行出游的一些朋友同样出现了类似该患者早期的那些温和的临床症状,但均随即痊愈,并没有进一步恶化。目前尚不清楚此患者前期的那些较温和的临床症状是不是由 MERS-CoV 引起。而对于 SARS 患者,出现肾衰竭的现象并不普遍,比例约为 6.9%,专家分析其原因可能是缺氧引起的肾损伤。

十一、中东呼吸综合征有哪些影像学表现

影像学检查是 MERS 临床综合诊断的主要组成部分,也是指导治疗的重要依据。包括疾病早期发现、鉴别诊断、监视动态变化和检出并发症。放射科医师在各级诊疗机构中充分发挥影像诊断的作用。

1. 影像检查技术　X 线胸片和 CT 是 MERS 的主要检查方法。普通 X 线检查一般采用立位后前位 X 线胸片。床旁胸片检查在患者情况允许的情况下应采用坐位拍摄后前位 X 线胸片。数字化影像技术如计算机 X 线摄影术(computed radiography, CR) 和数字 X 线摄影术(digital radiography, DR)有助于提高胸部 X 线检查的诊断质量。CT 可检出 X 线胸片难以发现的病变,一般应采用高分辨率 CT (high revolution CT, HRCT)检查。在图像存储与传输系统

(picture archiving and communication system,PACS)基础上建立的影像工作流程可提高工作效率,减少交叉感染。

放射科医务人员要严格遵守消毒防护规定,预防感染,同时要严格执行 X 线防护措施。

2. 影像学检查程序 初次检查:对于临床怀疑为 MERS 的患者首先选用 X 线胸片检查。若 X 线胸片未见异常。则应及时复查。如有条件可采用 CT 检查。治疗复查:在 MERS 治疗中,需要复查 X 线胸片了解疾病的病情变化和治疗效果。一般 1~2 天复查 X 线胸片 1 次,或根据患者的病情发展及治疗情况缩短或延长复查时间。如果胸片怀疑合并空洞或肺纤维化,有条件者可进行 CT 检查。出院检查:出院时需要拍摄 X 线胸片。出院后应定期复查,直至炎性影像完全消失。对于 X 线胸片已恢复正常的病例,CT 可以显示 X 线胸片不能发现的病变。

引起 MERS 的新型冠状病毒引起的病毒性肺炎主要表现为弥漫的支气管血管束周围阴影、小结节阴影及局限性或弥漫性浸润阴影,两者可单独可兼有。根据病情的不同阶段可表现为单侧至双侧的肺部影像学改变,主要特点为胸膜下和基底部分布,毛玻璃影为主,可出现实变影。部分病例可有不同程度胸腔积液。影像学变化快,无明显特异性,对于诊断 MERS 及监测病情进展及预后有明确的提示作用。

十二、中东呼吸综合征影像学表现须与哪些疾病鉴别

流感病毒性肺炎以浸润性阴影为主,可伴有小结节阴影;腺病毒肺炎是儿童常见病,影像上以肺纹理增强、肺气

肿、小灶(三者为支气管肺炎和小气道梗阻表现)、大灶和大叶(此两者为肺泡炎表现)性病灶为主要表现,病灶吸收相对较慢。

支原体、衣原体等非典型肺炎典型发病部位以单侧下肺多见,病变的形态及密度较为复杂,可表现为单形态或多形态,主要形态有点片状影、淡薄片状影、毛玻璃影、云絮状影、网状影及实变;病变发展快,变化明显,病变的发展变化过程具有多样化。变化模式以进展,逐渐吸收多见。

人感染 H7N9 禽流感肺炎发病初期,病变主要位于单侧下肺叶,呈节段性分布,主要影像表现为毛玻璃样影,小叶间隔增厚和腺泡结节影。进展期,肺内病变迅速进展从小片状到大片实变影,从一肺叶段到多肺叶段,从单侧肺叶到双侧肺叶,从下叶到上叶最后到全肺,肺内病变迅速扩散,双肺多叶重症患者仅数小时内肺内病变就明显增多,从毛玻璃样影进展至肺实变影,原有实变影密度增加并出现浆膜腔积液。一般患者肺部病变在达到高峰恢复期在没有合并其他感染情况下,如果及时行抗病毒治疗,使用激素及机械通气等治疗肺部病变,在达到高峰后开始缓慢吸收。

人感染 H7N9 禽流感肺炎早期以两下肺叶为主,其他病毒性肺炎此表现不明显。

人感染 H5N1 禽流感肺炎侵犯肺组织范围呈广泛性,表现为多叶多段的、两肺弥漫性、渗出性改变,病变最高峰时,两肺大部分肺野受累,表现为大片云团状密影,出现白肺等 X 线表现。

十三、可疑中东呼吸综合征患者需要进行哪些实验室检查

1. 一般实验室检查

(1)血常规:白细胞总数一般不高,可伴有淋巴细胞减少。多数患者白细胞计数在正常范围,部分患者白细胞计数减低。白细胞计数参考值范围(4～10)×10⁹/L。多数患者淋巴细胞计数绝对值减少,呈逐渐减低趋势,并有细胞形态学变化。

(2)血生化检查:部分患者肌酸激酶、天冬氨酸氨基转移酶、丙氨酸氨基转移酶、乳酸脱氢酶、肌酐等升高。

(3)尿、粪常规:可正常,或有伴有感染的表现。

(4)血气分析:病毒感染初期氧分压轻度下降,随着病毒性肺炎的进展可出现低氧血症,呼吸衰竭,如病人原先伴有通气功能障碍,可出现Ⅱ型呼吸衰竭。

据文献报道,入院当天在 47 例 MERS-CoV 感染患者中血小板下降者占 36%,淋巴细胞减少者占 34%,淋巴细胞增加者占 11%,中性粒细胞和单核细胞计数正常占 91%。LDH 升高者占 49%,ALT 升高者占 11%,AST 升高者占 15%,其余肝功能指标均在正常值范围。入院时患者血培养或呼吸道分泌物培养细菌、真菌、病毒检测均为阴性。

2. 病原学相关检查 主要包括病毒分离、病毒核酸检测。病毒分离培养为实验室检测的"金标准";病毒核酸检测可以用于早期诊断。及时留取多种标本(咽拭子、鼻拭子、鼻咽或气管抽取物、痰或肺组织,以及血液和粪便)进

行检测,其中以下呼吸道标本阳性检出率更高。

(1)病毒核酸检测:以反转录聚合酶链式反应[reverse transcription-polymerase chain reaction,RT-PCR(实时反转录 PCR real-time RT-PCR)]法检测呼吸道标本中的 MERS-CoV 核酸。

(2)病毒分离培养:可从呼吸道标本中分离出 MERS-CoV,但一般在细胞中分离培养较为困难。

病毒检测起初对患者临床样品的检测是通过使用针对冠状病毒基因组高度保守区域设计引物进行的,随后建立了特异性检测急性 MERS-CoV 感染的实时反转录 PCR(real-time RT-PCR,rRT-PCR)法。目前广泛应用的方法针对 E 基因上游区域(upE)或 ORF1b(非结构蛋白 14)、ORF1a(非结构蛋白 6)及基因进行检测。对 upE 和 ORF1a 区域检测方法的灵敏度相近,而针对 ORF1b 区域检测方法的灵敏度低于 ORF1a 区域。进行样品检测时建议对 upE 与 ORF1a 或其他特异性基因片段同时检测以确诊。

目前,实验室诊断是通过对 MERS-CoV 基因组至少 2 个不同的靶点进行 PCR,结果为阳性则可确诊;或通 MERS-CoV 基因组 1 个靶点 PCR 结果为阳性,以及其他区域 PCR 扩增片段测序结果与已知 MERS-CoV 基因序列相同来确定。适用于测序的 2 个靶点区域为 RdRp 和 N 基因。

除病毒分离外,可以通过酶联免疫吸附测定(enzyme-linked immunosorbent assay,ELISA)、免疫荧光试验(immunoinflu-scent assay,IFA)或微量中和实验对 MERS-CoV 进行诊断。血清粪便和尿液中均存在 MERS-CoV,但下呼吸道分泌物中 MERS-CoV 含量最高。对一份病例进行研究发现,从出现感染症状开始至第 13 天尿液中有病毒排出,第 16 天粪便中有病毒排出,在出现症状至第 16 天鼻咽拭子中存在病毒。另一项研究提示,发病第 19 天在气管抽取物中检测到病毒核酸。但这些结果并不能确定感染病毒后多久开始体外排毒。对于 MERS-CoV 样品的检测,很大程度上受到发病后取样时间、样品类型、实验室检测方法的敏感性与特异性,以及所选择的检测方法对于样品中 MERS-CoV 检测的普遍适用性等方面的影响。

十四、如何确诊中东呼吸综合征

根据我国 2015 年中东呼吸综合征病例诊疗方案(2015 年版)诊断标准。

(一)疑似病例

患者符合流行病学史和临床表现,但尚无实验室确认依据。

1. 流行病学史　发病前 14 天内有中东地区和疫情暴发的地区旅游或居住史;或与疑似病例、临床诊断确诊病例有密切接触史。

2. 临床表现　难以用其他病原感染解释的发热,伴呼吸道症状。

(二)临床诊断病例

1. 满足疑似病例标准,仅有实验室阳性筛查结果(如仅呈单靶标 PCR 或单份血清抗体阳性)的患者。

2. 满足疑似病例标准,因仅有单份采集或处理不当的标本而导致实验室检测结果阴性或无法判断结果的患者。

19

(三)确诊病例

具备下述 4 项之一,可确诊为中东呼吸综合征实验室确诊病例。

1. 至少双靶标 PCR 检测阳性。

2. 单个靶标 PCR 阳性产物,经基因测序确认。

3. 从呼吸道标本中分离出 MERS-CoV。

4. 恢复期血清中 MERS-CoV 抗体较急性期血清抗体水平阳转或呈 4 倍以上升高。

WHO 组织确定的(2013-07-03)最新更新的诊断标准:

确诊病例:需要符合实验室确诊标准,即至少检测出 2 个 MERS-CoV-RNA 的特定序列。

疑似病例:临床症状,流行病学及相关实验室检查可以确定可疑病例。

十五、中东呼吸综合征和非典型肺炎有何异同

MERS-CoV 与 SARS-CoV 同属冠状病毒,MERS-CoV 属于 β 类冠状病毒的 2c 亚群,而 SARS-CoV 则为一种新型的冠状病毒。2015 年 6 月 3 日,《柳叶刀》(Lancet)在线发表了英国伦敦大学 Alimuddin Zumla 等的《中东呼吸综合征》综述文章。Zumla 等通过检索 2010 年 1 月 1 日至 2015 年 5 月 31 日发表于 Medline 等数据库上有关 MERS 的文献,以及美国、沙特、欧洲卫生部门发布的相关资料,对 MERS 与 SARS 的临床与实验室特征进行了比较(表 1)。

MERS-CoV 与 SARS-CoV 同属冠状病毒,说明 MERS 与 SARS 在传播方式、传播途径、病理生理、发病机

表 1 MERS 与 SARS 的临床与实验室特征比较

	MERS	SARS
首例报告	2012 年 4 月（约旦） 2012 年 6 月（沙特阿拉伯）	2002 年 11 月（中国广东）
潜伏期（日）		
平均	5.2(1.9～14.7)	4.6(3.8～5.8)
范围	2～13	2～14
基本传染数	＜1	2～3
患者特征		
成年人	98%	93%
儿童	2%	5%～7%
年龄范围（岁）	1～94	1～93
平均年龄（岁）	50(中位年龄)	39.9(平均年龄)
男女性别比例	64.5%,35.5%	43%,57%
病死率		
整体病死率	40%	9.6%
出现并发症患者 　的病死率	60%	46%
疾病进展		
发病至通气的时 　间（日）	7(中位时间)	11(平均时间)
发病至死亡的时 　间（日）	11.5(中位时间)	23.7(平均时间)
症状		
发热(＞38℃)	98%	99%～100%
畏寒或寒战	87%	15%～73%
咳嗽	83%	62%～100%
干燥	56%	29%～75%
Productive	44%	4%～29%
咯血	17%	0～1%

(续 表)

	MERS	SARS
头痛	11%	20%～56%
肌痛	32%	45%～61%
全身乏力	38%	31%～45%
气短	72%	40%～42%
恶心	21%	20%～35%
呕吐	21%	20%～35%
腹泻	26%	20%～25%
咽喉痛	14%	13%～25%
流鼻涕	6%	2%～24%
并发症	76%	10%～30%
实验室检查		
X线胸片异常	90%～100%	94%～100%
白细胞减少（< 4.0×10^9/L）	14%	25%～35%
淋巴细胞减少（< 1.5×10^9/L）	32%	68%～85%
血小板减少（< 140×10^9/L）	36%	40%～45%
乳酸脱氢酶升高	48%	50%～71%
谷丙转氨酶升高	11%	20%～30%
谷草转氨酶升高	14%	20%～30%
重症疾病或死亡相关因素	免疫功能低下，并发症（如肥胖、糖尿病、心脏病、肺部疾病），合并感染，低蛋白血症，年龄≥65岁	老年人，男性，乳酸脱氢酶初始值或峰值高，中性粒细胞计数升高，合并症CD4和CD8淋巴细胞值降低

制等发面必然有相似之处,但由表 1 也可以看到,两者还是存在一定不同。

对中国人来说,SARS 是本土疾病,2003 年 2 月首先在广东发生并流行,患病者绝大多数是中国人。早期,SARS-CoV 在果子狸身上找到,最后发现 SARS 冠状病毒的源头宿主是叫作中华菊头蝠的蝙蝠,而果子狸则可能是 SARS 冠状病毒的中间宿主,但人们吃果子狸时可能会染上 SARS 冠状病毒而发病。与此相似的是,MERS 是 2012 年底才在中东的沙特阿拉伯发现,并被认为是由骆驼传播,因为从骆驼身上找到了与人身上相似的 MERS 冠状病毒,因此,研究人员推论,人们接触骆驼、生吃骆驼肉和喝骆驼奶都有可能染上 MERS。但持续的研究发现,MERS 冠状病毒的最终宿主或源头宿主并非骆驼,后者只是病毒的中间传播者(中间宿主),传播 MERS 病毒的宿主源头可能是蝙蝠。冠状病毒在动物中普遍存在,除蝙蝠之外,啮齿动物和野生鸟类也可能感染。

SARS 的传播途径已基本明确,密切接触史 SARS 病毒的主要传播途径,以近距离飞沫传播和直接接触呼吸道分泌物、体液传播多见。而目前 MERS 的传染源和传播途径尚不十分明确,在中东的病例接触骆驼等动物传染源而感染的可能性大。

目前,MERS 在流行强度上弱于 SARS,2002 年 11 月 SARS 于我国广东首发,短短数月便流传到全国 26 个省市和全球 32 个国家地区,截至 2003 年 7 月,WHO 共接到 8437 例 SARS 确诊病例报告,死亡 813 人,我国报告了 5327 例确诊病例,死亡 348 人。而 MERS 自 2012 年 4 月在中东出现首个病例后,至 2014 年 5 月 7 日之间,总共累计病例572 例,但最近 MERS 在韩国呈现快速增长趋势,自 5 月 21确诊首个 MERS 病例以来,至 6 月 19 日,韩国共确诊 166 例MERS 病例,死亡 24 人,病死率升至 14.5%。

MERS 和 SARS 在临床表现上大致相似,MERS 的病死率约为 40%,远高于 SARS,但传染性没有 SARS 强,而且 SARS 的病死率低于 MERS,约为 9.6%,传染性则强于MERS。SARS 有明显的家庭聚集性,常表现为家中 1 人染病,导致全家及其接触者多人聚集性暴发起病。虽然MERS 也出现了人—人传播的病例,但家庭聚集性不强。MERS 导致医护人员感染较 SARS 少见,且大多数受感染的医护人员症状较轻,严重病例较少,而 SARS 流行初期医护人员的感染率高达 30% 以上,医务人员的发病率是其他人群的 56.58 倍。

十六、目前国内哪些机构可以收治及确诊中东呼吸综合征

根据国家卫计委的资料显示,我国当前疫情应对准备工作以防输入为主,各省级卫生计生行政部门要会同各省级中医药管理部门在省会城市、相关口岸城市做好定点医院确定工作,各级卫生(卫生计生)行政部门指定当地的MERS 病例的定点救治医疗机构。定点医院要符合以下条件。

1. 具备呼吸系统传染病收治条件的三级甲等综合医院、中医医院,或者传染病专科医院。

2. 有能够采取严格隔离措施收治病例的独立病区,有

负压病房。

3. 院内感染控制符合医院感染管理的有关规范和标准。

4. 感染性疾病科、急诊医学科、重症医学科、医学检验科、医院感染管理科等科室具备较高的临床和管理能力。

定点医院要按照《中东呼吸综合征病例诊疗方案(2015年版)》简称《诊疗方案》)和《院感防控指南》,制订规范的中东呼吸综合征诊疗流程和院感防控方案,保障医疗安全。

北京市卫计委发布了《关于做好可能发生的中东呼吸综合征疫情医疗救治准备工作的通知》,指定北京地坛医院和北京佑安医院为北京市中东呼吸综合征疫情的定点医院。

上海:指定市公共卫生临床中心作为中东呼吸综合征成年人病例的市级定点收治医院,复旦大学附属儿科医院作为中东呼吸综合征儿童病例的市级定点收治医院。

天津:市卫生计生委已指定市海河医院作为天津收治中东呼吸综合征确诊病例的定点医院,市第二人民医院和滨海新区塘沽传染病医院将作为备用定点医院,市急救中心将作为天津中东呼吸综合征确诊病例转运机构。同时,市卫生计生委还成立了由医大总医院、一中心医院、三中心医院、人民医院、海河医院等专家组成的天津中东呼吸综合征诊疗专家组。

珠海:指定中大五院为我市中东呼吸综合征医疗救治定点医院,市人民医院、遵医五院为后备定点医院,负责集中收治需要住院治疗的中东呼吸综合征疑似病例和确诊病例。市妇幼保健院为儿童患者技术支持医院,成立院内诊疗专家组,支持定点医院病人救治工作。

甘肃省:省人民医院、省中医院、兰州大学第一医院、兰州大学第二医院、省妇幼保健院、省第二人民医院、甘肃中医学院附属医院、兰州石化总医院、兰州市肺科医院作为省级定点医院。

辽宁省:中国医科大学附属第一医院、中国医科大学附属盛京医院、大连医科大学附属一院、辽宁医学院附属一院、沈阳市第六人民医院、大连市第六人民医院,同时要求各市指定一家医院为市级定点救治医院。

陕西省:第四军医大学唐都医院、陕西省传染病院。

青岛:加强医疗机构发热门诊的设置与管理,开展全市医务人员培训,制定了医疗救治工作预案,成立了市级专家组和应急医疗队,指定市胸科医院、青大附院西海岸医院为定点收治医院。

济宁市:济宁市传染病医院、济宁市第一人民医院定点两所医院。

东营:确定了东营市人民医院、胜利油田中心医院、胜利石油管理局胜利医院三家医院为中东呼吸综合征定点救治医院。

南宁市:南宁市第四人民医院。

广州市:广州市第八人民医院。

临沂市:临沂市人民医院、临沂市沂水中心医院为市级定点救治医院。

十七、中东呼吸综合征有哪些治疗手段

(一)治疗基本原则

根据病情严重程度评估确定治疗场所:疑似、临床诊断和确诊病例应在具备有效隔离和防护条件的医院隔离治疗;危重病例应尽早入重症监护室(ICU)治疗。转运过程中严格采取隔离防护措施。

(二)治疗手段与密切监测

1. 一般治疗 卧床休息,注意维持水、电解质平衡,避免用力和剧烈咳嗽。密切观察病情变化。一般早期给予持续鼻导管吸氧(一般为每分钟 1～3L)。根据病情需要,每天定时或持续监测脉搏容积血氧饱和度,根据氧饱和度的变化,及时给予有效氧疗措施,包括鼻导管、面罩给氧,必要时应进行无创或有创通气等措施。定期复查血常规、尿常规、血电解质、肝肾功能、心肌酶、T 淋巴细胞亚群和 X 线胸片等。

2. 对症治疗

(1)发热体温超过 38.5℃,或全身酸痛明显者,可使用解热镇痛药,高热者给予冰敷、酒精擦浴、冰毯降温等物理降温措施。

(2)咳嗽咳痰者可给予镇咳、祛痰药。

(3)有心、肝、肾等器官功能损害者,应采取相应治疗。

(4)腹泻患者应注意补液及纠正水、电解质失衡。

3. 糖皮质激素的使用 应用糖皮质激素的目的在于抑制异常的免疫病理反应,减轻全身炎症反应状态,从而改善机体的一般情况,减轻肺的渗出、损伤,防止或减轻后期的肺纤维化。应用指征如下：

（1）有严重的中毒症状，持续高热不退，经对症治疗 3 天以上最高温度仍超过 39℃。

（2）X 线胸片显示多发或大片阴影，进展迅速，48 小时之内病灶面积增大超过 50% 且在正位胸片上占双肺总面积的 1/4 以上。

（3）达到急性肺损伤或急性呼吸窘迫综合征（ARDS）的诊断标准。具备以上指征之一即可应用。

成年人推荐剂量相当于甲泼尼龙每天 80～320mg，静脉给药，具体剂量可根据病情及个人差异进行调整。当临床表现改善或胸片显示肺内阴影有所吸收时，逐渐减量停用。一般每 3～5 天减量 1/3，通常静脉给药 1～2 周可改为口服泼尼松或泼尼龙。一般不超过 4 周，不宜过大剂量或过长疗程，应同时应用抑酸药和胃黏膜保护药，还应警惕继发感染，包括细菌和（或）真菌感染，也要注意潜在的结核病灶扩散。

4. 抗病毒治疗　目前尚未发现针对 MERS-CoV 的特异性药物。体外试验表明，干扰素-α 具有一定抗病毒作用，利巴韦林＋干扰素 α-2a 对于 MERS-CoV 有一定的治疗效果。其抗病毒作用有待进一步验证。

对 MERS-CoV 的免疫策略尚处于研究早期阶段，目前无获批的 MERS-CoV 疫苗。已有研究利用改造的牛痘病毒表达 MERS-CoV S 蛋白，利用 S 蛋白制备的亚单位疫苗在小鼠体内可诱导产生 MERS-CoV 中和抗体。针对高致病性冠状病毒的抗病毒化合物研究同样处于早期阶段，尚未发现在体内能够特异抵抗冠状病毒的有效药物。目前针对 MERS-CoV 使用的抗菌药物包括抗病毒药物,但对严重的进行性疾病无明显改善作用。大量药剂已用于检测抗 MERS-CoV 的作用,其中一些在细胞培养中显示出对 MERS-CoV 的抑制作用。相对于突如其来的冠状病毒,常规药物的研发过程相当漫长,当一种新的化合物通过所有必需的临床试验,疾病暴发可能已经结束。因此,目前正在进行体外试验以检测获批药物对新型病毒的作用。获批药物的药效特性药动学及基本的安全性均已知,因此,在推向临床前只需确定其抗病毒有效性。体外检测的药剂中有干扰素(interferon,IFN)、环孢素、利巴韦林、硝唑尼特、免疫球蛋白、洛匹那韦及康复期血清,当前尚无这些药剂使用的临床数据。研究发现,对 MERS-CoV 感染的恒河猴使用利巴韦林和 IFNa-2b 进行治疗时,可减少冠状病毒复制并减轻宿主的免疫反应。有效的疫苗研发是抗冠状病毒的重要研究领域。更广泛地说,快速简单行之有效的免疫和治疗手段研究对于所有类型的新发疫病(包括高致病性冠状病毒)都是至关重要的。

5. 免疫治疗 胸腺素、干扰素、静脉用丙种球蛋白等非特异性免疫增强药对中东呼吸综合征疗效尚不明确,不予推荐常规使用。有病毒性肺炎患者恢复期血清使用的先例,但对于中东呼吸综合征患者尚未使用。

6. 抗菌药物的使用 抗菌药物的应用目的主要为两个,一是对于疑似患者的试验治疗,以帮助鉴别诊断;二是用于治疗和控制继发细菌感染、真菌感染。鉴于 MERS 常与社区获得性肺炎(commanity-acquired pneumonia,CAP)相混淆,而后者常见致病原为肺炎链球菌、支原体、流感嗜血杆菌等,在诊断不清时可选用新喹诺酮或 β-内酰胺类联合大环内酯类药物试验治疗。继发感染的致病原包括革兰阴性杆菌、耐药革兰阳性球菌、真菌及结核分枝杆菌,应有针对性地选择适当的抗菌药物。

7. 临床营养支持　由于大部分重症患者存在营养不良,因此,早期应鼓励患者进食易消化的食物。当病情恶化不能正常进食时,应及时给予临床营养支持,采用肠内营养与肠外营养相结合的途径,蛋白热量每千克体重每天105~126kJ(25~30kcal),适当增加脂肪的比例,减少肺的负荷。中长链混合脂肪乳剂对肝功能及免疫方面的影响小。

8. 心理治疗　对疑似病例,应合理安排收住条件,减少患者担心院内交叉感染的压力;对于确诊病例,应加强关心与解释,引导患者加深对疾病自限性和可治愈的认识。

9. 中医药治疗　见相关章节。

由于对 MERS-CoV 研究有限,目前没有针对性的抗病毒药物预防或者治疗 MERS-CoV 感染。WHO 指南主要的宗旨为指导临床医生对 ARDS 或脓毒症及其他并发症的管理。

总之,MERS 尚无特异性治疗方法,临床大部分为支持性治疗,而且可能需要机械通气或体外膜肺氧合,且须预防并发症。特殊情况下还包括使用广谱抗生素和抗病毒药物(磷酸奥司他韦和阿昔洛韦),加以抗真菌药物以减小机会致病菌共感染的风险。对 ARDS 患者采取肺的保护性通气处置及心血管支持,为防止共感染采取抗生素疗法,以及对急性肾衰竭患者进行肾移植等,6份病例报告提示,采用体外膜肺氧合进行支持是有效的,而其中5例最终死亡。但无病例对照研究数据评估这些干预措施的有效性。对一些重症患者采取全身性大剂量的类固醇治疗,旨在扭转呼吸窘迫恶化并防止肺纤维化,但效果不明显。

十八、中东呼吸综合征有哪些并发症? 如何治疗

中东呼吸综合征重症和危重症病例,其治疗原则详见国家卫生计生委重症流感病例治疗措施,即在对症治疗的基础上,防治并发症,并进行有效的器官功能支持。

中东呼吸综合征属于病毒感染,病情较轻可以自然缓解,但仍有30%病例可发展为重症肺炎,其中部分可能进展至急性肺损伤或ARDS,并出现肾衰竭、脓毒血症、感染性休克等多器官衰竭等情况,最终导致死亡。因此,对重症患者必须严密动态观察,加强监护,及时给予呼吸支持,合理使用糖皮质激素,加强营养支持和器官功能保护,注意水、电解质和酸碱平衡,预防和治疗继发感染,及时处理并发症。

1. 监护与一般治疗 一般治疗及病情监测与非重症患者基本相同,但重症患者还应加强对生命体征、出入液量、心电图及血糖的监测。血糖高于正常水平,可应用胰岛素将其控制在正常范围,可能有助于减少并发症。

2. ARDS呼吸支持治疗 对重症中东呼吸综合征患者应该经常监测血氧饱和度的变化。活动后的血氧饱和度下降是呼吸衰竭早期表现,应该给予及时处理。

(1)氧疗:对于重症病例,即使在休息状态下无缺氧的

表现,也应给予持续鼻导管吸氧。有低氧血症者,通常需要较高的吸入氧流量,使血氧饱和度维持在 0.93 或以上,必要时可选用面罩吸氧。应尽量避免脱离氧疗的活动(如上洗手间、医疗检查等)。若吸氧流量每分钟≥5L(或吸氧浓度≥40%)条件下,SpO_2<0.93,或经充分氧疗后,SpO_2 虽能维持在 0.93,但呼吸频率在每分钟 30 次或以上,呼吸负荷仍保持在较高水平,均应及时考虑无创人工通气。

(2)无创正压人工通气(non invasive positive pressure ventilation,NIPPV):NIPPV 可以改善呼吸困难症状,改善肺的氧合功能,有利于患者度过危险期,有可能减少有创通气的应用。应用指征为:呼吸频率每分钟>30 次,吸氧每分钟 5L 条件下,SpO_2<0.93。禁忌证为:有危及生命的情况,需要紧急气管插管;意识障碍;呕吐、上消化道出血;气道分泌物多和排痰能力障碍;不能配合 NIPPV 治疗,血流动力学不稳定和有多器官功能损害。

NIPPV 常用的模式和相应参数如下:持续气道正压通气(continuous positive airway pressure,CPAP),常用压力水平一般为 4~10cmH_2O;压力支持通气(pressure support ventilation,PSV)+呼气末正压通气(positive end expiratory pressure,PEEP),PEEP 水平一般为 4~10cmH_2O,吸气压力水平一般为 10~18cmH_2O,吸气氧浓度(FiO_2)<0.6 时,应维持动脉氧分压 PaO_2>70mmHg,或 SpO_2>0.93。

应用 NIPPV 时应注意以下事项:选择合适的密封鼻面罩或口鼻面罩;全天持续应用(包括睡眠时间),间歇应短于 30 分钟。开始应用时,压力水平从低压开始,逐渐增加到预定的压力水平;咳嗽剧烈时应考虑暂时断开呼吸机管道,以避免气压伤的发生;若应用 NIPPV2 小时仍没有达到预期效果($SpO_2 > 0.93$,气促改善),可考虑改为有创通气。

（3）有创正压人工通气:机械通气的时机选择 ARDS 患者经高浓度吸氧仍不能改善低氧血症时,应气管插管进行有创机械通气。ARDS 患者呼吸功明显增加,表现为严重的呼吸困难,早期气管插管机械通气可降低呼吸功,改善呼吸困难。虽然目前缺乏随机对照试验（randomizied controlled trial,RCT）研究评估早期气管插管对 ARDS 的治疗意义,但一般认为,气管插管和有创机械通气能更有效地改善低氧血症,降低呼吸功,缓解呼吸窘迫,并能够更有效地改善全身缺氧,防止肺外器官功能损害。

肺保护性通气:由于 ARDS 患者大量肺泡塌陷,肺容积明显减少,常规或大潮气量通气易导致肺泡过度膨胀和气道平台压过高,加重肺及肺外器官损伤。目前有 5 项多中心 RCT 研究比较了常规潮气量与小潮气量通气对 ARDS 病死率的影响。ARDSnet 等的研究显示,与常规潮气量通气组比较,小潮气量通气组 ARDS 患者病死率显著降低,另外 3 项研究应用小潮气量通气并不降低病死率。进一步分析显示,阴性结果的 3 项研究中常规潮气量组和小潮气量组的潮气量差别较小,可能是导致阴性结果的主要原因之一。气道平台压能够客观反映肺泡内压,其过度升高可导致呼吸机相关性肺损伤（ventilator assosiated lung injury,VALI）。在上述 5 项多中心 RCT 研究中,小潮气量组的气道平台压均 $< 30cmH_2O$（$1cmH_2O = 0.098kPa$）,其中结论为小潮气量降低病死率的 2 项研究

中,对照组气道平台压＞30cmH$_2$O,而不降低病死率的 3 项研中,对照组气道平台压均＜30cmH$_2$O。若按气道平台压分组(＜23cmH$_2$O,23～27cmH$_2$O,27～33cmH$_2$O,＞33cmH$_2$O),随气道平台压升高,病死率显著升高($P=0.002$)。而以气道平台压进行调整,不同潮气量通气组(5～6ml/kg,7～8ml/kg,9～10ml/kg,11～12ml/kg)病死率无显著差异($P=0.180$),并随气道平台压升高,病死率显著增加($P<0.001$)。说明在实施肺保护性通气策略时,限制气道平台压比限制潮气量更为重要。由于 ARDS 肺容积明显减少,为限制气道平台压,有时不得不将潮气量降低,允许动脉血二氧化碳分压(partial pressure of carbon dioxide in artery,PaCO$_2$)高于正常值,即所谓的允许性高碳酸血症。允许性高碳酸血症是肺保护性通气策略的结果,并非 ARDS 的治疗目标。急性二氧化碳升高导致酸血症可产生一系列病理生理学改变,包括脑及外周血管扩张、心率加快、血压升高和心排血量增加等。但研究证实,实施肺保护性通气策略时一定程度的高碳酸血症是安全的。当然,颅内压增高是应用允许性高碳酸血症的禁忌证。酸血症往往限制了允许性高碳酸血症的应用,目前尚无明确的二氧化碳分压上限值标准,一般主张保持 pH＞7.20,否则可考虑静脉输注碳酸氢钠。

肺复张:充分复张 ARDS 塌陷肺泡是纠正低氧血症和保证 PEEP 效应的重要手段。为限制气道平台压而被迫采取的小潮气量通气往往不利于 ARDS 塌陷肺泡的膨胀,而 PEEP 维持肺复张的效应依赖于吸气期肺泡的膨胀程度。目前临床常用的肺复张手法包括控制性肺膨胀、PEEP 递增法及压力控制法(pressure controlled ventilation,PCV)。其中实施控制性肺膨胀采用恒压通气方式,推荐吸气压为30～45cmH$_2$O,持续时间为30～40s。临床研究证实肺复张手法能有效地促进塌陷肺泡复张,改善氧合,降低肺内分流。一项RCT研究显示,与常规潮气量通气比较,采用肺复张手法合并小潮气量通气,可明显改善ARDS患者的预后。然而,ARDSnet对肺复张手法的研究显示,肺复张手法并不能改善氧合,试验也因此而中断。有学者认为,得到阴性结果可能与复张的压力和时间不够有关。肺复张手法的效应受多种因素影响。实施肺复张手法的压力和时间设定对肺复张的效应有明显影响,不同肺复张手法效应也不尽相同。另外,ARDS病因不同,对肺复张手法的反应也不同,一般认为,肺外源性ARDS对肺复张手法的反应优于肺内源性ARDS;ARDS病程也影响肺复张手法的效应,早期ARDS肺复张效果较好。值得注意的是,肺复张手法可能影响患者的循环状态,实施过程中应密切监测。

PEEP的选择:ARDS广泛肺泡塌陷不但可导致顽固性低氧血症,而且部分可复张的肺泡周期性塌陷开放而产生剪切力会导致或加重VALI。充分复张塌陷肺泡后应用适当水平PEEP防止呼气末肺泡塌陷,改善低氧血症,并避免剪切力,防治VALI。因此,ARDS应采用能防止肺泡塌陷的最低PEEP。对ARDS最佳PEEP的选择目前仍存在争议。通过荟萃分析比较不同PEEP对ARDS患者生存率的影响,结果表明,PEEP > 12cmH$_2$O,尤其是 > 16cmH$_2$O时可明显改善生存率。有学者建议可参照肺静态压力-容积(P-V)曲线低位转折点压力来选择PEEP。

Amato 及 Villar 的研究显示,在小潮气量通气的同时,以静态 P-V 曲线低位转折点压力 + $2cmH_2O$ 作为 PEEP,结果显示,与常规通气相比,ARDS 患者的病死率明显降低。若有条件,应根据静态 P-V 曲线低位转折点压力 + $2cmH_2O$ 来确定 PEEP。

自主呼吸:自主呼吸过程中膈肌主动收缩可增加 ARDS 患者肺重力依赖区的通气,改善通气/血流比例失调,改善氧合。一项前瞻、对照研究显示,与控制通气相比,保留自主呼吸的患者镇静药使用量、机械通气时间和 ICU 住院时间均明显减少。因此,在循环功能稳定、人机协调性较好的情况下,ARDS 患者机械通气时有必要保留自主呼吸。

(4)体外膜肺氧合(erfra corporeal membrane oxygenation,ECMO)的使用:ARDS 患者首先应给予传统的综合治疗手段,包括压力控制反比通气、允许性高碳酸血症、俯卧位通气、液体负平衡、抗生素、低剂量的糖皮质激素等。经上述治疗 24~96 小时,若病情无好转,达到以下标准则为紧急应用 ECMO 指征:FiO_2 100%,PEEP>0.49kPa,PaO_2<6.7kPa 持续 2 小时以上。达到以下 3 项标准中的 2 项则为非紧急应用 ECMO 指征:① PEEP>0.49kPa,PaO_2/FiO_2<20.0kPa。②肺静态顺应性<30ml/cmH_2O。③肺内分流>30%。我们认为,ARDS 患者在经过积极的机械通气治疗,患者仍存在顽固的低氧血症时,可考虑及早应用 ECMO,其应用指征可相应放宽,达到 PEEP>0.98kPa,PaO_2/FiO_2<8.0kPa 时,即可考虑应用 ECMO,越早应用 ECMO,则越早纠正顽固的低氧血症,改善氧供,

提高全身氧输送,维持组织灌注,同时避免长时间应用过高的机械通气参数对肺造成的损害。静脉-静脉转流是ECMO的常用转流模式,膜肺的摄氧量与血流量相关,在一定范围内,流量越大摄氧量越多。应用ECMO 48小时后,当患者的胸部X线表现和血气分析好转时,提示肺功能在逐渐恢复,可考虑减低流量,同时监测血气分析的变化,当流量减至每分钟1L而动脉氧分压维持在10.7kPa以上时,可以试停ECMO。应用ECMO存在相应的并发症,包括出血、血栓形成、癫痫、代谢异常、感染、氧合失败、气栓等。在救治ARDS过程中,积极的机械通气不能改善低氧血症时,ECMO支持有显著的临床效果,应用ECMO 1小时后即可迅速提高PaO_2、SaO_2、DO_2、VO_2、ERO_2($P<0.01$),改善全身组织氧供,同时呼吸机参数可相应降低,减少气压伤、氧中毒的发生,减少机械通气对循环的影响,并给肺一个休息、恢复的时机,减少多脏器功能不全的发生,降低病死率。

3. 脓毒血症的治疗 对于严重脓毒症、脓毒症性休克,及时有效的液体复苏与预后密切相关。2008年拯救脓毒症运动(surviving sepsis campaign,SSC)指南提出,对低血压或血乳酸升高 >4 mmol/L的脓毒症患者应立即进行液体复苏,而不是延迟至ICU收住后再进行。早期复苏目标包括:维持中心静脉压在8～12 mmHg,平均动脉压≥65 mmHg,尿量每千克体重每小时≥0.5 ml,中心静脉(上腔静脉)氧饱和度≥0.70或混合静脉氧饱和度≥0.65,必要时输注红细胞悬液使血细胞比容≥0.30。早期目标指导治疗已经得到充分的肯定,2012年,SSC指南仍然推荐 2008 年 SSC 中的早期复苏目标,并强调在无能力取得中心静脉血氧饱和度的医院,建议将脓毒症患者的血乳酸尽快降至正常水平。早期液体复苏对于纠正重症感染低血压、低血容量、脏器功能不全及改善器官灌注和细胞代谢至关重要。早期目标指导治疗的重要性和急迫性已经得到肯定,它所规定的一些处理措施也已成为危重症干预的常用方法,其成功的关键在于能否在患者入院 1 小时内实施。早期液体复苏之后通常还需要进一步行液体治疗,然而对于选择晶体液还是胶体液纷争一直存在。2012 年,SSC 指南提出在初期的液体复苏中推荐使用晶体液,也可以使用白蛋白,但不建议使用万文和明胶;建议脓毒症休克早期液体复苏推荐使用晶体,添加白蛋白,不建议使用羟乙基淀粉等分子质量>200 或取代度超过 0.4。

4. 急性肾损伤(acute kidney injury,AKI) 严重影响重症患者的预后,肾替代治疗(reneal replacement therapy,RRT)是治疗严重 AKI 的主要治疗措施,患者在接受诊断期间均出现了不同程度的尿量减少,头晕,呼吸急促,四肢无力及全身水肿明显,甚至意识障碍等临床症状和体征,患者经尿常规检查、肾功能检查、血常规检查及血液电解质检查等检查均符合重症急性肾衰竭的诊断标准。可以考虑进行 RRT,但 RRT 的治疗策略主要包括时机、模式和剂量等方面。目前在临床中仍无明确定论。

十九、中医如何诊治和预防中东呼吸综合征

(一)中医对 MERS 的认识

MERS 属中医"温热病"中"温疫"范畴,病因是感受时

邪,病位在肺,病机为热、毒、痰、湿、瘀壅阻肺络,属热盛邪实、湿邪内蕴之症,后期热邪耗气伤阴。中医治疗中东呼吸综合征主要从两方面入手,一是扶正,二是祛邪,所谓"正气存内,邪不可干""邪之所凑,其气必虚"。指出预防重于治疗,在应用抗病毒药物的同时,一定要顾护病人的正气,照顾病人的胃气津液,增强抗邪能力;另外,驱邪外出,使邪有出路,或从汗出或利小便。

(二)MERS 的分期治疗

1. 疾病初期邪犯肺卫,卫气与邪相抗争,表现为发热,恶寒,全身疼痛,咳嗽,胸痛,舌红苔薄黄,脉弦细数者,以银翘解毒丸为主。湿热重者可加用石膏、桃仁、冬瓜仁、薏苡仁等。常用药物有连花清瘟胶囊(或颗粒)、双黄连口服液等。

2. 疾病中期湿毒壅肺,表现为高热,咳嗽,气促鼻扇,咽痛,腹胀便秘或大便稀溏,舌红苔黄厚腻脉濡数或滑数者,以麻杏石甘汤为主。若热入气营之间,表现为心烦、口干、口渴,舌红苔少脉细数者,可加用水牛角、金银花、板蓝根等,常用药物有清开灵滴丸或注射液。

3. 疾病极期邪陷心包,表现为高热喘促、大汗、四末不温,或见少尿,舌淡胖有齿痕,苔白,脉细无力,以清营汤和生脉散为主,若热陷心包、内闭外脱,可加水牛角、石菖蒲等,常用药物有生脉饮或参脉注射液。昏迷者可鼻饲安宫牛黄丸或至宝丹。

4. 疾病恢复期正虚邪恋,表现为倦怠乏力,纳谷不香,口干咽燥,舌红苔少津,脉细者,以生脉散和沙参麦门冬汤为主,常用药物有生脉饮和养阴清肺口服液或蜜炼川贝枇杷膏等。另外,疾病后期可加用少量活血化瘀通络的药物,以减轻肺部炎症,缩短病程。

(三)中成药治疗中东呼吸综合征

依据文献资料,结合中医治疗"温病,风温肺热"等疾病的经验,在中医医师指导下辨证论治。

1. 邪犯肺卫

主症:发热,咽痛,头身疼痛,咳嗽少痰,乏力倦怠,纳食呆滞等。

治法:解毒宣肺,扶正透邪。

推荐方剂:银翘散合参苏饮。

常用药物:金银花、连翘、荆芥、荷叶、紫苏叶、前胡、牛蒡子、桔梗、西洋参、甘草等。

推荐中成药:连花清瘟颗粒(胶囊)、清肺消炎丸、疏风解毒胶囊、双黄连口服液等。

2. 邪毒壅肺

主症:高热,咽痛,咳嗽痰少,胸闷气短,神疲乏力,甚者气喘,腹胀便秘等。

治法:清热泻肺,解毒平喘。

推荐方剂:麻杏石甘汤、宣白承气汤合人参白虎汤。

常用药物:麻黄、杏仁、生石膏、知母、浙贝母、桑白皮、西洋参等。

加减:腑实便秘者合桃仁承气汤。

可根据病情选用中药注射液:热毒宁注射液、痰热清注射液、血必净注射液、清开灵注射液等。

3. 正虚邪陷

主症:高热喘促,大汗出,四末不温,或伴见神昏,少尿或尿闭。

治法：回元固脱，解毒开窍。

推荐方剂：生脉散合参附汤加服安宫牛黄丸。

常用药物：红参、麦冬、五味子、制附片、山茱萸等。

可根据病情选用中药注射液：生脉注射液、参附注射液、参麦注射液。

4. 正虚邪恋

主症：乏力倦怠，纳食不香，午后低热，口干咽干，或咳嗽。

治法：益气健脾，养阴透邪。

推荐方剂：沙参麦门冬汤合竹叶石膏汤。

常用药物：沙参、麦冬、白术、茯苓、淡竹叶、生石膏、山药、陈皮等。

（四）如何预防 MERS

1. 药物预防　对年老体弱和小朋友可佩戴装有芳香化浊药物的香囊，或口服一些清热解毒的小药方。

2. 其他预防　生活起居有常、勤洗手洗鼻腔、讲究卫生等，同样能起到重要作用。

（五）MERS 饮食调理

除了药物治疗之外，患者的饮食也很重要，中药膳食最大特长是调养、辅助治疗虚证的症候。全程进行个体化辨证施膳，使患者在发病期间既能得到对症饮食调理，又能享受到可口美食，整个治疗过程中，患者饮食宜清热解毒、清淡富营养、易消化，戒辛辣煎炸、油腻、生冷之品，可以食用白果、甜杏仁、薏苡仁、芡实、莲子、胡萝卜、冬瓜、鲜百合等偏凉性食物。出现烦躁易怒、口干喜饮症状，可选用鲜梨汁、鲜芦根汁、麦冬汁、鲜藕汁和鲜橙汁等频饮，以滋阴润燥。另外，临床治疗上使用大量抗生素、糖皮质激素和大量寒凉中药,为了减轻这些药物的不良反应,以减轻脏器受损,选用山药、枸杞子、龙眼肉、莲子、砂仁、灵芝、大枣、花生仁、玉米、冬菇、蘑菇、女贞子、西洋参、猪肝、淡菜、鸭肉等,炖或煮、炒吃用,以健胃固肾,使患者食欲好转,早日康复出院。

二十、中东呼吸综合征的治疗效果和预后如何

MERS病毒2012年首次出现在沙特,之后在中东等地传播,欧洲、非洲、亚洲、美洲等20多个国家出现疫情和医务人员感染,目前全世界已有1000多人被感染,病死率为40%以上。目前还没有针对这一新型冠状病毒的特效药和疫苗。目前,韩国MERS确诊患者增至154人,病死人数增至19人。有118人正在接受治疗,其中16人病情严重。

MERS治愈标准:体温基本正常、临床症状好转,病原学检测间隔2~4天,连续2次阴性,可出院或转至其他相应科室治疗其他疾病。经有效治疗,MERS可以有效控制并治愈,危险因素较多,基础疾病较多的患者临床症状重,预后差。

在治愈及恢复期的患者还应注意:肺功能障碍,定期复查X线胸片,HRCT可不同程度发现肺纤维化样改变和肺容积缩小,血气分析可能有动脉血氧分压的下降,肺功能检查提示限制性通气功能障碍和弥散功能减退。通常以HRCT的改变最为明显。因此,出院后患者应定期复查血气分析和肺功能,以及X线胸片及HRCT。部分患者出院后可能遗留肝、肾损害,大多程度较轻,不除外药物引

起,无须特殊处理,但需定期监测,直至正常或明确有其他原因。骨质疏松和股骨头缺血坏死主要发生在大剂量使用糖皮质激素的患者,防治的关键在于严格掌握糖皮质激素的使用指征、控制其剂量及疗程。对于长期大剂量使用糖皮质激素的患者,出院后还应定期复查骨密度、髋关节X线片,特别是对有骨关节症状的患者,必要时还应进行股骨头MRI检查。

二十一、如何做好中东呼吸综合征患者的隔离

任何传染病的暴发流行都必须具备3个环节——传染源、传播途径和易感人群,实施正确的隔离技术,有效地隔离MERS传染源,切断传播途径,才能有效地预防和控制MERS。

隔离的概念就是将MERS确诊或疑似病人从正常人群中分离出来,将他们送到专科传染病医院(如无此条件,再考虑综合医院的传染科)进行诊疗,以控制病毒扩散。

隔离的目的在于:将确诊和疑似病人隔离并进行治疗,将MERS控制在最小范围;集中处理患者排出的病原微生物,控制院内交叉感染和向院外传播;警戒隔离,谢绝探视,避免健康人接触感染者导致接触传播,也可防止病毒通过探视者扩散。

隔离的原则:MERS患者和健康人严格分开;确诊患者和未确诊患者严格分开;清洁物品和污染物品严格分开。

对于可疑或明确接触过MERS患者但无发病表现的密切接触者可以采取自我隔离的方式。隔离者应单独居

住,最好避开人群密集的居住地,杜绝外出、探视及陪护,所需的日常生活用品及食物等由做好防护工作的专业医疗机构人员递送,所产生的生活垃圾等也要由专业人员处置。

一旦患者被认定为疑似或确诊病例,则需要到专科传染病医院就诊和隔离。疑似和确诊的患者要分别收入到观察病室和确诊病室,相同病种但并发症不同的患者也要分别收容到不同的病区或病室。隔离病室要有单独卫生间,病室门应紧闭,日常物品的递送通过递物窗进行,递物窗应设双层玻璃。医务人员有单独通道,通道处设有二道间及洗手设施,为医务人员进出时在此穿戴隔离衣、洗手、戴口罩用。如果有隔离帐或隔离舱能将患者完全隔离更好,有条件的单位也可以设立负压隔离室,增加通风,有效清除病毒,可更好地防止医务人员感染和病毒扩散。患者的痰液、口鼻分泌物、排泄物等及所接触的物品,能够焚烧处理的都焚烧,不能焚烧的都需要装入污物袋,密闭送至专业机构彻底消毒。除非必要,患者不要离开病房,如患者确需到相关科室进行检查,患者需要戴口罩、穿隔离衣,陪同医务人员隔离服外加穿外出服,并按规定走污染路线,在检查结束后,相关科室要进行彻底消毒。疑似或确诊 MERS 患者不设陪护,除特殊情况下也不要探视,如病情危重确需探视,也需在工作人员指导下穿好隔离服,在病房窗外探视,时间不超过 20 分钟。电视电话探视是最为理想的手段。

二十二、如何做好中东呼吸综合征患者的消毒工作

消毒和灭菌的目的是通过物理和化学方法,消除或杀灭人体皮肤及黏膜、日常生活所接触物品、诊疗时所用的医疗和护理设备及环境中的 MERS-CoV,防止 MERS-CoV 的传播,切断病毒的传播途径,阻断其流行的连续性,保护其他民众免受 MERS-CoV 病毒的感染。

对于 MERS-CoV 病毒在体外环境的生存能力及对各种理化消毒因子的抵抗能力目前尚无完整的研究,但可以参考其他冠状病毒,尤其是 SARS 病毒的理化特性来处理。病毒在室内干燥物体表面,如玻璃、塑料、金属等表面可以存活 3 日。24℃ 下,患者痰液和粪便中病毒可存活 4~5 日,尿液中病毒可存活 10 日左右,而在血液中则可存活 15 日左右。同时,大部分消毒剂和消毒方法可能对 MERS-CoV 都有较好的灭杀作用。冠状病毒一般对温度敏感,56℃ 加热 90 分钟,75℃ 加热 30 分钟就能杀死病毒,紫外线近距离照射 30 分钟也可有效杀灭体外病毒。实施消毒的同时还要注意影响消毒效果的各种因素,如病毒的数量,消毒剂的特性,消毒的温度、湿度、酸碱度,干扰物质是否存在等,根据这些条件调整消毒的强度与时间,才能有效达到预定消毒效果,避免消毒失败。

根据实施消毒的时间不同,可将消毒分为随时消毒与终末消毒:①对于确诊 MERS 的患者,受其污染的环境、物品,可能带有病原菌的痰液、分泌物、吐泻物,都要进行及时消毒,目的是迅速杀灭刚刚排出的病毒,防止扩散;②对于离开居住地或医院的患者(痊愈、转移、死亡),要对医

院、住所及转运中所用的交通工作进行彻底的消毒,完全杀灭可能残留在各个部位的病毒。

消毒的原则:选用经济、方便、效果确切、无公害的消毒方法;首选物理消毒方法;不能选用物理方法的可选用化学方法。

常用的物理消毒方法有①机械除菌:如通风、刷洗、洗手等,这些方法不能完全杀灭病毒,但可减少病毒数量,稀释病毒浓度,减少感染机会;②干热灭菌:干烤及焚烧,效果有效彻底,但使用受到较多限制;③湿热灭菌:有煮沸消毒和压力蒸汽灭菌等,适用于耐热、耐湿及液体的消毒;④紫外线消毒:适用于空气、污染物表面的消毒;⑤微波消毒:适用于纸制品的消毒;⑥电离辐射消毒:适用于畏热畏湿物品的消毒。

常用的化学消毒剂有:甲醛、过氧化氢、二氧化氯、环氧乙烷、碘和碘剂、过氧乙酸、臭氧、含氯(溴)消毒剂、75%乙醇、氯己定醇制剂等。

二十三、如何对中东呼吸综合征患者进行心理干预

MERS 作为传染性比较强,病死率极高的一种传染病,必然会引起民众的紧张、焦虑、恐惧,随着目前韩国疫情的蔓延,这种紧张、焦虑情绪会逐渐放大,人们的心理也会产生各种各样的变化。每个人对压力的承受能力都不同,如果这种压力超过个人平时身心的承受力,个人就会产生一系列身心反应。在认知上会出现记忆困难、混淆、注意力不集中、犹豫不决,过分敏感警觉、失去现实感或失去自我感,个体会对疫情的判断力下降,难以进行冷静的

思考,偏听于一些小道消息,从而引起更大的恐慌,进而影响对自身健康的判断,导致不适当的就医行为。在情绪上则表现为焦虑、恐惧、夜间噩梦、心情烦闷、易怒,悲观情绪加重,怨天尤人。在行为上则容易呈现出社交活动退缩减少、沉默寡言、情绪难以自控、习惯改变、过度活动或不运动、暴饮暴食或没有食欲,有些还可能导致一些不健康的行为,如抽烟、酗酒等。生理上常产生疲劳、失眠、头痛、易惊、噩梦;口干舌燥、反酸、恶心、腹泻、胃痛、尿频、眩晕、冷汗、气喘、心悸、发抖、战栗、胸痛、肌肉紧张等,甚至可能有呼吸困难及窒息感。以上都是一些很自然的反应,对于大部分人来说,都不会对生活造成永久或极端的影响,只要有足够的时间和亲人的体谅支持,都能重新步入正常的生活状态。

对危险事物的恐惧是人的正常身心反应。适度的恐惧有助于我们提高警惕,回避危险。但恐惧反应过分强烈,与客观事实不符时,就会产生危害,出现各种问题。如何判断过激的身心反应呢?一般通过以下几点判断:①过度的恐惧影响了人的正常生活,导致无法正常的工作、学习和生活;②导致了身体上的不良反应,如心率加快、血压升高、呼吸急促等;③失去正常的判断能力,做出一些平时不会做的事情,如抢购米面,甚至逃至外地等;④恐惧心理不能逐渐缓解,反而逐渐加重,惶惶不可终日;⑤在疫情过后也长期处于恐惧之中,甚至一直持续下去。

过激的身心反应不但影响人们的生活质量,同时也会影响疾病防治工作的正常进行,因此,必须采取适宜的心理干预。这些心理干预措施包括社会(集体)心理干预和个人主动性的心理干预。

社会心理干预方式有:通过媒体(电视、网络的宣传教育片、报刊、公益广告、宣传手册、知识讲座等)对公众进行知识教育,让人们了解 MERS 的性质、流行情况及目前科学的防治手段,既不要过度恐惧,也不要盲目乐观、麻痹大意;开通心理咨询热线,可以缓解咨询者恐惧等不良情绪,帮助他们正面面对 MERS;对于病情等客观条件相同、能够聚集在一起的人员,可以组织大家进行集体座谈,可以起到信息沟通、互相慰勉、缓解压力的作用;对于出现严重心理反应的个体,严重时可以配合精神药物治疗。

个体主动性的心理干预方法有:通过朋友、医务人员甚至自己的争辩,改变对 MERS 的错误观念(无论情绪如何悲观,都要询问自己,为什么? 我这样有证据么?);辩证地对待 MERS 的疫情,重新审视不利条件下的新机会(我可以休息一段时间了,我可以换个工作了等);通过倾诉、协作、运动、大吼、痛苦等方式宣泄不良情绪,总有一种方法最适合你;紧绷肌肉 10～20 秒,然后突然放松肌肉,体会力量放松之后的愉悦感;可以利用瑜伽、冥想等方法,清除脑海中负面情绪,使自己专注于单一画面、字眼或动作中;采用不同的乐曲来消除各种不良的负面情绪;做好时间的规划管理,按计划执行每日的工作和学习,使自己无时间沉溺于负面情绪中。

针对不同的人群心理干预的重点也有所不同。对于普通人群,心理干预重点在于提供正确的知识和信息,消除有关 MERS 的误解,对疾病有准确的把握和认识,减少恐惧心理。对于被隔离者要对自己的处境有正确的认识,隔离既不是监禁，也不是患病，只是在短期内改变了同外界的联系方式，目的也在于保护自己和亲人、朋友，完全不必无助和沮丧，换一种方式生活会有不同的全新体验。如果是确诊的 MERS 患者，则需要积极调整情绪，接受现实，增强治愈疾病的信心，调动潜能，积极丰富自己的生活，并通过电话等积极同外界联系，排遣自己恐惧、沮丧等负面情绪。作为患者家属，则容易遭到周围人的躲避、歧视，造成一定的心理痛苦，这也需要面对现实、接受现实并正确对待，随着病情及疫情的控制，生活总会恢复原状的。

二十四、如何护理中东呼吸综合征患者

在疾病的诊疗过程中，护理工作贯穿于患者门诊就医至出院的全过程，与患者接触最多、最直接的就是护理人员，他们可以及时发现患者病情的变化，为正确的诊断和治疗提供帮助，同时，良好的服务态度又可以缓解患者紧张、焦虑的情绪，促进患者早日康复。在传染病流行期间，护理人员在发热门诊、病房护理、重症护理、呼吸机护理等各个方面都有着重要的作用，也有不同的工作重点。

发热门诊的护理工作：对患者的病情进行及时准确的分诊，在测量体温的同时认真填写相关的登记表，患者就诊时应有专人引导、陪同，缩短患者就诊时间；做好就诊者之间的隔离工作，避免患者间交叉感染；就诊结束时，护理人员应将患者最终诊断、住址、联系方式等信息准确登记，以备查询。

普通病房的护理：最重要的就是严格执行消毒隔离制度，防止院内感染。护理 MERS 患者或者可疑 MERS 患

者时,护士要穿戴隔离衣,戴橡胶手套、防护口罩、帽子和护目镜,如果接触患者的排泄物、分泌物,还要加穿戴一层口罩和隔离衣;保持病室清洁、整齐、空气清新,每日使用0.2%过氧乙酸对空气进行喷雾消毒;对室内物品、物体表面和医疗器械可以使用含氯消毒剂或0.2%过氧乙酸擦拭消毒,也可浸泡、熏蒸或高压灭菌消毒;体温计、血压计、听诊器应做到专人专用,一用一消毒;拒绝患者家属的陪护和病房探视、承担患者的生活护理工作;患者出院或死亡,对病室要做终末消毒,病室要密闭熏蒸消毒2小时以上,再开窗通风,所有物品也要使用含氯消毒剂和高压灭菌消毒。要密切监测患者的基本生命体征,包括体温、脉搏、呼吸、血压,至少做到每4小时记录1次,病情危重时,可调整为每1~2小时记录1次。对行动不便的患者,要做好口腔护理和皮肤护理,防治吸入性肺炎及压疮等并发症。患者患病期间,应给予高蛋白、高维生素、高热量、低脂肪的饮食,并根据患者体力等症状,选择流食、半流食、软食等。

发热患者的护理:保持病房清洁、舒适,每日通风,保持适应的温度(18~20℃)和相对湿度(60%左右);鼓励患者多饮水,每日饮水量在1500ml以上;详细记录体温变化情况,在使用退热药物30分钟后要复测体温,观察用药效果;在药物降温的同时,还要适当使用物理降温;对于出汗较多的患者,要及时更换床单及衣物等,保持干燥、清洁。

呼吸道症状的护理:呼吸道症状包括气短、憋气、呼吸苦难、咳嗽、咳痰(含血性痰)等。呼吸道的护理同样需要保持病房清洁、舒适,保持适应的温度(18~20℃)和相对湿度(60%左右);密切观察患者的呼吸频率、节律和深度的变化并记录，及时向医生汇报；每日饮水量在1500ml以上，以保证呼吸道黏膜的湿润和病变的修复，有利于痰液的排出；对于卧床不能自理的患者，要做好口腔卫生护理，及时清理口腔分泌物，防治吸入性肺炎；对卧床患者应定时叮嘱深呼吸，增加肺通气，定时协助患者翻身、拍背，促进痰液的排出，痰液黏稠者还可进行超声雾化等祛痰治疗；做好宣教，嘱患者咳嗽、咳痰、喷嚏时用手帕、纱布等做好防护，防治飞沫扩散，将痰吐在纸上或痰杯中，消毒后遗弃或焚烧处理。

氧疗患者的护理：护理人员应严格按照医嘱要求提供吸氧浓度，保证有效给氧，并定时观察吸氧浓度，以防止吸氧浓度临时调整后未能及时回调，导致患者长期维持于不适当的吸氧浓度下；要密切观察患者的呼吸频率、节律和深度的变化，当出现频率增快（30次/分以上）或血氧饱和度下降（<0.92）时，及时通知医生；保持好室内的温度和湿度，隔离患者多饮水、多排痰；每日对鼻导管和面罩进行清洗和消毒，每周为患者更换一套新管路，防止细菌感染。

无创呼吸机使用患者的护理：在使用前要与患者进行充分的沟通，让患者了解无创呼吸机的作用、运作方式和使用感觉，缓解患者的恐惧心理，增加患者依从性；教会患者自行摘下面罩进行进食、饮水、咳痰等活动，使患者更易于配合治疗；使用无创通气后，要密切观察患者的意识状况，防止因意识改变出现窒息等不良反应；密切观察患者对治疗的反应，如观察心率、呼吸频率、血氧饱和度等的变化，以调整呼吸机的治疗参数；观察面罩与面颊接触部位是否过松或过紧，调整面罩、头带的松紧度，避免过松导致漏气,也避免过紧导致患者不适,甚至出现皮肤的挤压伤;要密切观察呼吸机的工作状况,呼吸机管路的连接状况,保证呼吸机的正常使用;观察患者是否出现腹部膨胀、分泌物潴留或皮肤压迫等并发症,并及时通报医生处置;呼吸机面罩要每日更换并消毒,用 1000×10^{-6}(1000ppm)次氯酸钠浸泡 30 分钟,清水冲洗后晾干备用;呼吸机管路也需要每日更换,可使用一次性管路,也可用 1000×10^{-6} 次氯酸钠浸泡 30 分钟,蒸馏水冲洗后晾干备用。

有创呼吸机使用患者的护理:确保呼吸机的使用安全,定时检查管路系统是否有漏气、积水、折叠等情况,氧气接口、空气接口、电源插头等是否接触牢靠,湿化器温度是否合适,是否需要补充无菌蒸馏水等;保证呼吸管路有合适的张力,不要过于紧张或纡曲,防止管路脱开或打折。密切观察呼吸机的运行情况,如有报警及时查找原因并处理;密切观察患者神智、呼吸频率等状况,如患者出现躁动、呼吸对抗等情况需要及时向医生汇报并处理;定时吸痰,及时清除呼吸道分泌物,防治呼吸道阻塞,保证呼吸道的通畅。对于机械通气的患者,保持呼吸道合理的湿化及温化非常重要,可以减少肺部热量和水分的丧失,保证肺泡活性和气体交换,稀释气道分泌物,便于咳出和吸引,防止气道阻塞和肺部感染。维持呼吸道合理的湿化和温化,需要室内保持适当的温度和湿度,一般温度在 $22 \sim 24℃$,相对湿度在 $50\% \sim 70\%$;定时向气道内滴注无菌蒸馏水、生理盐水或稀释的抗生素溶液等湿化液;气道内超声雾化也是保证气道合理湿化的有效手段。一旦呼吸机出现动力故障、通气回路故障,不能马上解决的,需要立刻脱开呼吸机,使用简易呼吸器后人工气道连接,实施人工呼吸,确保患者通气安全后再处理呼吸机故障。

气管插管和气管切开患者的护理:保持气管插管和牙垫的妥善固定,防止松动而导致气管脱出;对插管的深度做出标记,以便观察导管是否移位;保证插管与呼吸机螺旋管的牢固接触,防止管路脱开;对清醒患者,要耐心做好解释和约束工作,防止患者自行拔除气管插管;定期吸痰,及时清除患者气道内、口腔、鼻腔的分泌物,并应严格执行无菌操作;做好气管插管或气管切开管的防护,防止发生脱管;做好气道的温化和湿化,防止管腔阻塞;使用一次性密闭式吸痰管,吸痰管使用后严格密闭保存,集中焚烧处理;气道护理时,要穿戴双侧口罩、手套、隔离衣,并佩戴防护眼镜或全面型呼吸防护器,操作后要将外层衣物遗弃焚毁。

MERS患者的心理护理:护理人员可以通过交谈、观察患者行为、应用心理测量表等方式对患者的心理状态进行评估,了解患者的心理需要,实施有针对性的护理;创造良好的住院环境,会引起患者积极的情绪反应;护理人员可采用保证、解释、鼓励和疏泄等方法,减轻患者恐惧、焦虑和抑郁心理,帮助患者产生战胜疾病的信心和勇气;增加患者与外界的信息交流,让患者及时了解外界和家庭的情况,减轻他们对亲人的思念和忧虑,但应避免将不良的消息告诉患者;鼓励患者做一些力所能及的活动,分散患者注意力,增加他们的信心。

二十五、如何管理中东呼吸综合征患者

对于MERS患者的管理一定要做到"四早",即"早发

现、早报告、早隔离、早治疗"。

早发现是减少、控制及消灭 MERS 的重要前提和步骤。要利用各种媒体,普及 MERS 的基本知识,提高群众的辨识能力,提高医务人员的业务水平和责任感,一旦发现疑似 MERS 病例,应严格检查,及时采取控制措施,减少传播。

疫情报告是疫情管理的基础,也是国家的法定制度,迅速、全面、准确的传染病疫情报告是每个临床医师的法定职责。临床医师发现 MERS 或疑似 MERS 患者后,必须迅速、准确地填写传染病报告卡,并通过电话、传真等最快的方式向上级疾病预防控制机构和同级卫生行政部门报告。

MERS 患者作为传染源,必须及早隔离、治疗,原则上实行就地隔离治疗,必须住院隔离 3 周以上。各地应指定一家以上具有呼吸道传染病急救和隔离条件的医院,相对集中地收治患者。对于拒绝隔离和治疗的患者,或者隔离期未满擅自离院或脱离隔离,医疗单位可提请公安部门责令患者强制住院或重新隔离继续治疗。患者隔离或住院期间,不设陪护,不得探视,如患者病情危重,应由医务人员向家属及时通报病情。应对患者进行教育,配合医疗单位的隔离治疗工作。患者出院或解除隔离后,如病情需要,医疗、保健机构或疾病预防控制机构可以继续随访、管理。

二十六、个人如何做好中东呼吸综合征的防控工作

一切传染病的防控原则都是"管理传染源、切断传播途径和保护易感人群",MERS 的防控也不例外。但作为

一种新型的传染病,MERS-CoV 的确切来源和向人类的传播途径尚不清楚,根据目前的资料,动物中最有可能作为 MERS-CoV 传播中间宿主是中东的单峰骆驼,但也不除外蝙蝠等其他动物。人可能通过接触含有病毒的动物的分泌物、排泄物、未消毒的乳制品或未煮熟的肉而感染。一般认为,MERS-CoV 在人际间感染力弱,但已出现许多二代、三代人感人的病例,韩国已正式报道了一例四代人感人的病例。人际间的传播主要依靠飞沫经呼吸道传播,也可通过密切接触患者的分泌物或排泄物而感染。根据以上内容,个人做好 MERS 的防控工作需要做到以下几点。

1. 如非必要,近期不要到中东、韩国等疫情高发区旅行。如确需要赴中东旅行或工作,应尽量避免与骆驼、蝙蝠等动物接触;如必须接触骆驼或与骆驼曾接触的场所、人、物,切记做好一定的防护措施,如穿戴隔离衣、戴口罩、戴帽子等,并且要在事后洗手、洗澡;饮用骆驼奶要加热煮沸饮用,进食骆驼肉也要烹熟再吃;尽量避免前往动物饲养、屠宰、生肉制品交易场所及野生动物栖息地,避免直接接触动物及动物的排泄物。

2. 应保持良好的个人卫生习惯和环境卫生;勤洗手,避免用手直接触摸眼睛、鼻或口;建议外出时尽量佩戴口罩,尽量避免密切接触有呼吸道感染症状人员(如发热、咳嗽、流涕等);尽量避免在人群密集的场所长时间停留。

3. 旅行期间应注意保持均衡饮食,定期室外活动,保证充足休息,减轻压力,避免过度劳累,保持良好的身体状况,避免吸烟,根据气候变化增减衣物。

4. 家庭和单位室内经常通风换气,保持生活和工作环境空气流通,乘坐交通工具时也尽可能保持空气流通。

5. 年龄较大人群、有基础疾病的人群尤其应当注意自身健康。

6. 出现发热、咳嗽、流涕、咽痛等呼吸道感染症状时,应及时就医。

7. 患病期间应尽量避免与其他人员密切接触,近距离接触他人时应戴口罩;咳嗽或打喷嚏时用纸巾、毛巾等遮住口鼻,并将污染的纸巾妥善弃置;打喷嚏、咳嗽或清洁鼻子后应彻底洗手,洗手后用清洁的毛巾和纸巾擦干,不要公用毛巾。

8. 在入境时有发热、咳嗽、气促、呼吸困难等急性呼吸道症状的人员,应当主动将患病情况向出入境检验检疫机构申报,并配合卫生检疫部门开展调查及相应医学检查。

9. 回国 14 天内,如果出现急性呼吸道感染症状,应当及时就医,就诊时应佩戴口罩并避免乘坐公共交通工具前往医院。主动向医护人员告知近期的旅行史及在当地的暴露史,以便及时得到诊断和治疗。

二十七、医疗机构如何预防及控制中东呼吸综合征的传播

各级疾病预防控制机构应负责对 MERS 病例和疑似病例进行现场流行病学调查工作,对密切接触者进行追踪调查,并追溯传染源、传播途径及暴露因素的调查分析。各医疗机构则应根据 MERS 的流行病学特点,针对传染源、传播途径和易感人群 3 个环节,结合医疗机构的实际

情况,制订医院感染防控预案和工作流程。应用各种传播媒介,采取多种宣传形式,宣传有关MERS的健康教育,提高公众的防护意识,尤其要做好幼儿园、学校、养老机构的预防宣传工作。医疗机构应当加强对医务人员的培训,提高医务人员对就诊病人患MERS的警惕性及医院感染预防与控制的意识,做到"四早",即早发现、早报告、早隔离、早治疗。医疗机构应当加强MERS的早期筛查和医院感染监测工作,严格落实预检分诊及首诊医师负责制,发现疑似、临床诊断或确诊MERS感染患者时,应当按照卫生计生行政部门的要求,做好相应处置工作。医疗机构必须重视和加强消毒、隔离和防护工作,为医务人员提供充足、质量可靠的防护用品,确保诊疗区域的工作环境达到切断传播途径,保护医护人员安全救治患者的需求。医疗机构应严格按照《医疗机构消毒技术规范》,做好医疗器械、污染物品、物体表面、地面等的清洁与消毒;严格按照《医院空气净化管理规范》要求进行空气消毒。医疗机构应当合理安排医务人员的工作,避免过度劳累,并及时对其健康情况进行监测,注意监测医务人员的体温和呼吸系统的症状。在诊疗中东呼吸综合征感染患者过程中产生的医疗废物,应根据《医疗废物处理条例》和《医疗卫生机构医疗废物管理办法》的有关规定进行处置和管理。

在疾病流行期间,各级医院,包括大型综合性医院和专科传染病院必须按照卫生行政部门的要求,设立发热门(急)诊和隔离病房。

发热门(急)诊的建筑布局和工作流程应当符合上级卫生计生行政部门的设置条件及《医院隔离技术规范》等

有关要求,在区域建设上要和普通门(急)诊分开一定的距离,至少在 8m 以上,诊室最好设在医院大门口处,要通风良好,有明显标识,设专门人员负责导医并为就诊者发放防护口罩,就诊要采取全封闭流程,避免发热患者与普通患者直接接触。发热门(急)诊要配备专职的收费员、检验员、药剂师、X 线检查人员等。发热门(急)诊要有独立的候诊区、诊室、留观室、治疗室、检验科、放射科、收费室、药剂师和患者专用的卫生间,并配备齐全专用的急救设备。工作人员的办公、休息区应设在缓冲区,与诊室要分开一段距离,室内要有排风设备或空气净化消毒设备,地面、桌面和门把手每日要分别以 0.5‰,0.2‰含氯消毒液擦洗 2 次。留观室和诊室必须安装通风设备,每日用紫外线照射 3 次,每次 1 小时,进行空气消毒,有条件也可使用空气消毒净化器,每 4~6 小时开机 1 次,每次 2 小时。不同的物品采用不同的消毒方法,温度计采用一用一消毒,可浸泡在 0.5‰过氧乙酸中,下次使用前用清水冲净并擦干即可,听诊器、血压计使用后要放在电子消毒柜中消毒 30 分钟。地面及物体表面的消毒都可以使用 0.1‰~0.5‰的过氧乙酸,用喷洒或擦拭的方法消毒。对于各类人员(包括保洁员、保安等)上岗前都要进行严格的防护知识及相关专业知识的培训。医院应为发热门(急)诊应当配备数量充足、符合要求的消毒用品和防护用品。医务人员在诊疗工作中应当遵循标准预防和额外预防相结合的原则,严格执行各种消毒隔离制度。严格执行手卫生、消毒、隔离及个人防护等措施。在诊疗所有患者时应当戴外科口罩,诊疗疑似、临床诊断或确诊患者时应当戴医用防护口罩。戴口罩前和摘口罩后应当进行洗手或手消毒。疑似、临床诊断或确诊中东呼吸综合征感染患者的转运过程中应当采取相应隔离防护措施,避免疾病的传播。

隔离病房应单独设区,与其他病区相隔离,保证通风良好。病区内应分清洁区、半污染区、污染区,各区无交叉;医务人员办公、生活区域尽可能与病房保持一定距离。对疑似、临床诊断和确诊病例应当及时采取隔离措施,收入不同的病房;疑似及临床诊断病例应当进行单间隔离,经实验室确诊的相同感染征患者可以多人安置于同一房间。医务人员进入病区应穿符合国家标准的医用防护服、N 95 以上级别防护口罩、帽子、橡胶手套,穿隔离衣,病区门口应有专人检查出入人员衣着是否符合要求。听诊器、温度计、血压计等医疗器具和物品实行专人专用。重复使用的医疗器具应当先消毒去污染后,再送消毒供应中心处理。治疗室应当配备医用针头毁型装置,处理使用后的针头,或者使用自毁式注射器。病房消毒可使用紫外线照射或过氧乙酸熏蒸、喷雾消毒,病房的地面、物体表面可使用含氯消毒剂擦拭消毒。患者的分泌物、排泄物也需要用含氯消毒剂消毒或焚烧处理。在治疗和护理 MERS 患者时,尽可能使用一次性物品,便于后续按照医用垃圾焚烧处理,患者的衣物、床单等不适于焚烧的,应放置于危险物品袋中,放到指定地点,由专业人员收取、处理。患者的活动原则上限制在隔离病房内,若确需离开隔离病房或隔离区域时,应当采取相应措施防止造成交叉感染。严格探视制度,不设陪护,若必须探视时,应当严格按照规定做好探视者的防护。尽可能减少对医疗机构的访视,所有非必须医护人员(包括学生)都应禁止在隔离病房出入。患者出院、转院后应当对病房进行终末消毒,可用0.5%过氧乙酸熏蒸,关闭门窗密闭4小时后在通风30分钟,熏蒸期间地面适当喷洒清水,保持一定湿度,有利于药液的挥发。患者病原学检测连续2次阴性,可根据相应规定解除隔离措施。

二十八、医务人员应对中东呼吸综合征的隔离防护措施有哪些

医务人员战斗在MERS防治的第一线,要与MERS患者密切接触,并直接接触患者的排泄物和分泌物,有感染的高度风险,应当按照标准预防和额外预防的原则,根据其传播途径采取飞沫隔离、空气隔离和接触隔离。

医务人员必须使用符合国家有关标准的防护用品。医护办公室要做到通风良好,与病房保持一定距离,有条件者可安装静电吸附式空气净化器。医护人员进入病区必须着装整齐,佩戴口罩、帽子,口罩为12~16层纱布口罩或特制口罩,连续佩戴不超过4~6小时,最好使用P100/FFP3,P99/FFP2或N95口罩,其有效滤过率分别为99.97%,99%,95%。医护人员进入病室操作必须戴橡胶手套、防护镜或防毒面具、戴鞋套或换长靴,并加戴口罩和加穿隔离衣或防护衣(外层口罩和防护衣应做到一次性使用),重点做好眼结膜、呼吸道和口腔黏膜的防护工作。除必要的诊疗、护理外,医护人员尽量与患者保持一定距离,减少密切接触的时间,在必须使用雾化器、支气管镜及胃

镜等检查时,医护人员与患者或可疑感染的分泌物近距离接触,要格外小心。医护人员在每次接触患者后应立即更换手套,并严格遵循《医务人员手卫生规范》要求,及时正确进行手卫生。防护镜使用后应置于0.3%过氧乙酸中浸泡消毒20分钟,清水冲洗晾干备用;防毒面具使用后也要及时消毒,定期更换过滤罐,有条件者最好一次性使用。对密切接触患者的医护人员要进行相对集中管理,安排专门的休息场所,进行流行病学的追踪观察,隔离观察一般不少于10~14日。医务人员的专属休息场所要进行必要的卫生处理,可以用3%的过氧化氢喷雾消毒或固定紫外线灯进行空气消毒,每日2次或以上。医务人员要加强营养,适度锻炼,增强体质,注意劳逸结合,避免过度疲劳,可以适当使用免疫增强药或服用预防药,提高抗病能力。感染管理科要严格检查监督消毒隔离制度的落实,及时反馈和改进工作。

1. 医务人员进入或离开隔离病房时,应当遵循《医院隔离技术规范》的有关要求,正确穿脱防护用品。

(1)进入病区流程:进入清洁通道,打开清洁更衣柜,脱去所有衣物(包括内衣、裤),穿工作服,换工作鞋,戴帽子、口罩、手套,穿防护服,到达病区缓冲间(半污染区),戴第二层防护帽子、口罩、防护镜,穿隔离衣,手破损时戴第二层手套,换鞋或戴鞋套进入病区走廊,进入病房。注意:每次进病室或操作1次都要更换隔离衣后第二层手套、防护帽,2~4小时更换内层口罩1次。

(2)出病区流程:脱鞋套,解开腰带,脱去第二层手套,解领口,解袖口,脱下隔离衣,污染面向内折叠,置于污物袋内,快速消毒剂消毒双手,去除第二层口罩、帽子、防护镜(浸泡消毒),再次消毒双手,到达缓冲间(半污染区),脱防护服、第一层手套、口罩、帽子,到达清洁区更衣室,脱去工作服,洗澡,清洁口腔,更换清洁衣帽后回生活区。

2. 医务人员也可参考卫生部公布的《传染性非典型肺炎医院感染控制指导原则(试行)》,对医务人员采取分级防护。

(1)一级防护:适用于发热门(急)诊的医务人员。要穿工作服、隔离衣,戴工作帽和 12 层以上棉纱口罩,每次接触患者后立即进行手清洗和消毒。

(2)二级防护:适用于进入隔离观察室和专门病区的医务人员,接触从患者身上采集的标本、处理其分泌物、排泄物、使用过的物品和死亡患者尸体的工作人员,转运病人的医务人员和司机。进入隔离观察室和专门病区必须戴 12 层以上棉纱口罩,每 4 小时更换或潮湿时随时更换;穿工作服、隔离衣、鞋套,戴手套、工作帽。每次接触患者应立即进行手清洗和消毒。

(3)三级防护:适用于为患者实行吸痰、气管切开和气管插管的医务人员。除二级防护外,还应加戴全面型呼吸防护器。

二十九、医疗机构如何组织管理中东呼吸综合征的救治

经过 2003 年 SARS 风暴的考验,中国卫生界已经在传染性疾病的预防与控制、正确分析与判断、规范的治疗

与抢救、准确的信息统计与报告、后勤物质的储备与保障等各方面建立了一整套完善的管理系统,完全可以借鉴使用于 MERS 的管理中。总的来说,MERS 的组织管理要在《中华人民共和国传染病防治法》《突发公共卫生事件应急条例》《中东呼吸综合征医院感染预防与控制技术指南》等法律法规的指导下,多部门、多学科协同作战,快速、有序地组织队伍,建立完善的医疗环境、医疗秩序、医疗流程来迅速适应抗击 MERS 的需要。

抗击 MERS 的核心力量包括传染病专科医院、城区综合医院传染病简易门诊和临时隔离观察病房、郊县传染病门诊和隔离过渡病房、乡(街道)传染病观察室 4 个层面。传染病专科医院是 MERS 暴发流行时实施医疗救治的主体和核心,但目前我国这些医院的基础设施和布局普遍老化,普遍需要加以改造,重点在于增加床位数量(尤其是收治呼吸系统传染病的床位)、重新科学布局病房设置、配备完善的交通通信设施等。同样的问题也存在于其他各级救治层面,都需要根据相应的等级完善实施的配备。

MERS 的救治需要一支具有合格专业技能、不怕吃苦、甘于奉献的高素质人才队伍。人才队伍的建设也要兼顾各等级、层面的需要,做到统一调配,有备无患,招之即来,来之能战,战之能胜。

1. 应尽快建立 MERS 专家库,由传染病(基础、临床、防疫、管理)、感染、重症医学、呼吸、心血管、医院感染与控制等各方面专家组成,建立专家库工作制度,对疫情的严重程度、发展方向、预案的启动进行科学的评估和判断。

2. 传染病院的各科室医生及综合医院的相关科室医

生必须经受全面、系统的传染病防治指导与 MERS 诊疗方案的学习,传染病医院专科医生学习的重点在于熟练掌握大内科知识,注重 ICU 和呼吸、心内科技能的培训,而综合医院的医生要重点掌握灾害医学、传染病、消毒隔离等知识和技能。

3. 组织专家力量,深入开展科学研究,掌握国内外疫情动态,及时研发及改善 MERS 的诊疗技术,提高救治成功率。

为及时防控 MERS 疫情及做好诊疗工作,医院要建立 MERS 应急组织机构,机构应包括以下组织:应急指挥中心、应急指挥中心办公室、应急救治专家组、应急后勤保障组、应急信息统计报告组、消毒隔离督查组、宣传报道组,并明确各个小组的职能。

假如 MERS 疫情暴发,医疗机构对疾病的防控管理是一个系统、复杂的工作,有诸多方面的工作需要注意。

入院时的管理:门诊设立体温测量站,对发热患者进行分流、分诊,设立固定专门的隔离诊室和观察室;对发热患者要详细询问病史及流行病史,必须进行血常规和影像学检查,如无 MERS 证据,由主治医师以上签字后方可办理入院手续;如不能排除 MERS,必须请 3 名副主任医师以上人员或 MERS 专家组共同会诊后,方能决定是否收入病房或隔离观察;医务人员严格执行消毒隔离制度,加强个人防护,做好每日终末消毒,感控部门要加强指导和监督。

医疗质量管理:患者的病案及各种医疗文书,均应严格遵循卫生部《病例书写基本规范及要求》,但考虑到

MERS 为新的特殊性疾病,病情变化快,因此,要求无论病情轻重,均应每日记录病程,并在病情出现变化时随时记录;每日均应有副主任医师以上人员查房,并及时调整治疗;重症抢救涉及气管插管、气管切开、有创呼吸机通气、持续性血滤、血液透析等操作时,或合并其他严重并发症或严重基础性疾病时,必须上报医务部门,协调相关科室专家支援、会诊和抢救;住院医师必须完整、真实、准确、客观地填写《传染病疫情报告卡》及其他要求的各类表格,按照规定的时限和流程上报;对于每一位进入隔离病房的医师必须进行有关疾病诊疗、消毒隔离规范、个人防护、医疗质量及病案书写要求、疫病情信息报告时限及流程等方面的培训,才能达到完成诊疗任务和避免交叉感染的目的。

疫情报告的管理:各级医疗机构和卫生人员严格按照卫生部《中东呼吸综合征病例诊疗方案》的定义,发现疑似和确诊病例后,城镇在 6 小时内,农村在 12 小时内,向当地疾病预防控制机构报告;当出现下列情况时(在未出现疾病流行的地区,发现了疑似或确诊病例;疾病暴发;发生聚集性病例),当地疾病预防控制机构要以最快的速度向上级疾病预防控制机构和同级卫生行政部门报告,而卫生行政部门要及时向同级人民政府和上级卫生行政部门报告;报告时可以先通过电话报告相关内容,然后填写各类报告登记表,快递或传真至上级单位。

发热门诊的管理:设立导医,监测体温,采取有效措施对患者进行预分流,防止 MERS 患者进入门急诊;发热门诊必须设立在相对独立的区域内,有明显的就诊行进路线,通风良好,便于消毒;发热门诊应明确划分清洁区(办公室、储物间等)、半污染区(治疗室、消毒室等)和污染区(诊室、留观室、患者厕所、污物处理间等),设立有效屏障,安装感应式洗手装置;按照每位接诊医生配备 2 间诊室的标准配备诊室数量,诊室要做到一房一患一用一消毒;医护人员比例设置为 1:2;发热门诊设立独立的挂号处、药房、收费处、化验室等,实施一条龙服务;设立患者专用卫生间,并定时消毒;清洁区及办公室安装紫外线消毒、空气净化器等设备,保持良好通风;对就诊患者实行实名制,病例要详细准确地登记患者户口地址、单位、现住址、身份证号及联系电话;发现疑似或确诊 MERS 的患者,应立即组织 3 人以上的专家会诊,及早明确诊断,并填报疫情报告卡及时上报;发现疑似或确诊 MERS 的患者,要联系专门的 120 急救车,送到指定的收容医院。

病案及医疗文书的管理:MERS 病案管理的科学性、技术性很强,并且具有一定的风险性,因此,必须指定专人管理,利用现代化技术实行电子化管理;为保证病案的完整性,在出病房前要对所有的医疗资料进行认真、详细的检查、登记,做好交接手续;病案摆放平整后可放入病案袋装好,再用清洁的布包裹,送往供应室高压消毒,这种效果消毒最好,但会导致病案中热敏纸打印的各种报告消失,需要提前备份;也可采用 15% 的过氧乙酸熏蒸消毒 1~2 小时;MERS 病案具有特殊的医、教、研、防价值,要由病案管理部门专人负责,单独保管,确保病案完整,不得丢失、涂改、撕页及私自复印等。

相关教学培训组织与管理:组建应急培训师资队伍,应由疫情管理、传染病、医院感染与防护、护理、呼吸、麻醉、急诊急救、ICU 等多部门、多学科组成,培训内容主要为 MERS 基本知识、诊断标准和治疗原则、流行病学调查方法、隔离病区设置及操作规范、隔离防护措施和制度、相关法律法规等,对于临床医师、护理人员、工勤人员、放射检验等医技人员、消杀人员、卫生管理人员的培训要有不同的侧重点;各医疗组(队)在进入隔离病区前和流调人员在参与相关工作前,必须进行有针对性的岗前强化培训,并进行隔离防护的实战演练;培训的教材目前有《中华人民共和国传染病防治法》及《实施办法》《突发公共卫生事件应急条例》《医院隔离技术规范》《医务人员手卫生规范》《中东呼吸综合征病例诊疗方案》《中东呼吸综合征医院感染预防与控制技术指南》等,并可结合上级下发的文件、规范和指导原则,以及医院自行编制的培训教材和课件。

MERS 患者人体样品规范管理:MERS 病毒的临床样品包括体液、血液、分泌物、排泄物和组织,病毒在样品中存活的时间长于单独存在的时间,因此样品具有强病毒传染性,样品的处理要依据《医学临床实验室-医学实验室的管理》及《中华人民共和传染病防治法》中相关规定执行;样品采集人必须穿戴连体衣、防护鞋套、防护面罩或眼罩、N95 级以上防护口罩和乳胶手套(2 层);样品采集后应注明编号、采集日期并密封保存,短期不使用或转运的,可置于－20℃冰箱短暂保存(不超过 24 小时);样品转运时,外包装上必须印有生物危险标志;人民政府卫生行政部门负责 MERS 样品的日常监督和管理。

药品管理:药剂部门必须为患者和临床医师提供高质量、疗效确定、不良反应小和价格合理的药品;为确保药品的高效、及时、准确地使用,可以成立药事应急办公室,设立采购组、药品调配组、临床药师组、库管组、审计组等,分工完成既定职责;由于目前尚缺乏针对 MERS 的特效药物,滥用预防药和治疗中不合理用药会较为常见,应高度重视药物的不良反应,加强不良反应的监测和报告工作。

MERS 期间医用设备和一次性物品管理:MERS 期间医用设备的配置可以参考 SARS 期间北京佑安医院一个标准 SARS 病区(30 张床)的设备配置,包括床边 X 线机(200mA 以上)1 台,有创及无创呼吸机各 5～10 台,除颤监护仪 1 台,心电监护仪(带血氧监测)15 台以上,床边血气分析仪 1～2 台,心电图机 5 台,空气消毒机 3 台,环氧乙烷消毒机 1 台,烘干机 1 台,输液泵及微量注射泵各 10 套以上;医院至少需要配备 MRI,螺旋 CT 及 500mA 以上 X 线机各 1 台;由于消毒隔离的需要,MERS 期间医疗物资的供应必须及时、充分,否则必然会加重医务人员感染的风险和延误患者救治;MERS 期间,医用口罩、防护服、手套、防护帽、防护眼镜或面罩、鞋套等一次性使用物品必须严把质量关,一旦有不合格产品进入医院,就会严重威胁医务人员的人身安全。

三十、怀疑自己患有中东呼吸综合征时需如何处理

1. 如果出现明显急性呼吸道疾病,并伴有发热(体温≥38℃)和咳嗽(严重到足以干扰一般的日常活动)的旅行

者:减少与他人接触防止感染他们;咳嗽或打喷嚏时用纸巾遮住口鼻,用后将纸巾丢进垃圾箱并洗手,如果这不能做到,咳嗽或打喷嚏时对着上衣的袖子上,而不是手上;尽快向医务人员报告。

2. 从中东地区旅行归来的旅行者,如果回来后 2 周内发现有明显急性呼吸道疾病,并伴有发热和咳嗽(严重到足以干扰一般的日常活动),应立刻就医,并通知当地的卫生部门。

3. 曾密切接触过从中东地区归来、出现明显急性呼吸道疾病并伴有发热、咳嗽(严重到足以干扰一般的日常活动)的旅行者的人群,如果接触后出现类似症状,要报告给当地的卫生部门,以进行 MERS-CoV 检测。

4. 早期 MERS 患者可能临床表现不典型,如有基础性疾病或免疫缺陷者,可能早期仅出现腹泻症状。另外,还有部分病例可能存在合并感染,如同时感染 MERS 病毒及其他流感病毒等。

出现上述情况应当立即到医院就诊,并向医生说明近期旅行史,以便及时得到诊断和治疗。配合医生完成检查,做到早发现、早报告、早隔离、早治疗。

三十一、如何对易感人群进行中东呼吸综合征的健康教育

目前 MERS 尚无特异性治疗措施和疫苗,了解该病基本知识,做好预防是关键。特别是赴中东国家(包括沙特阿拉伯、卡塔尔、约旦、也门、阿曼、阿联酋、科威特、伊拉克

等)或到近期有疫情发生国家(如韩国)旅游、经商、劳务输出、朝觐的公众应该做到以下几点。

1. 应保持良好的个人卫生习惯和环境卫生;勤洗手、避免用手直接触摸眼睛、鼻或口。可以用肥皂或香皂洗手,也可使用超市中常见的含乙醇的洗手液,尤其是在咳嗽或打喷嚏后,洗手时间至少要达到 20 秒,可以搜索六步洗手法的视频专门学习。尽量避免密切接触有呼吸道感染症状人员(如发热、咳嗽、流涕等),遇到上述症状的人,尽可能保持 2m 以上的距离。建议外出时尽量佩戴口罩;尽量避免在人群密集的场所长时间停留。

2. 旅行期间应注意保持均衡饮食,充足休息,保持良好的身体状况,避免过度劳累。注意饮食卫生;不吃未彻底煮熟的食物、未经消毒的奶、未削皮的水果、生的蔬菜,不喝不干净的生水等。居住或出行时应保持室内或交通工具内空气流通。年龄较大人群、有基础疾病的人群尤其应当注意自身健康。

3. 尽量避免前往动物饲养、屠宰、生肉制品交易场所及野生动物栖息地;避免直接接触动物及动物的排泄物。骆驼农场和屠宰场的工人应该有良好的个人卫生习惯,如在接触动物后勤洗手、可行的面部保护和穿防护服(工作后需要脱下和每天清洗)。工人们还应该避免让家庭成员接触被骆驼或骆驼排泄物污染的脏工作服、鞋子或其他物品。不宰杀食用生病的动物。避免直接接触已经确认被 MERS-CoV 感染的动物。

4. 当出现呼吸道感染症状时,应及时就医。患病期间应尽量避免与其他人员密切接触,近距离接触他人时应戴口罩；咳嗽或打喷嚏时用纸巾、毛巾等遮住口鼻，并将污染的纸巾妥善弃置；打喷嚏、咳嗽或清洁鼻子后应彻底洗手。

5. 在入境时有发热、咳嗽、气促、呼吸困难等急性呼吸道症状的人员，应当主动将患病情况向出入境检验检疫机构申报，并配合卫生检疫部门开展调查及相应医学检查。

6. 回国 14 天内，如果出现急性呼吸道感染症状，应当及时就医，就诊时应佩戴口罩并避免乘坐公共交通工具前往医院。主动向医护人员告知近期的旅行史及在当地的暴露史，以便及时得到诊断和治疗。

7. 患有糖尿病、慢性肺部疾病、肾衰竭或免疫力低下的人群被认为是患 MERS 的高风险人群，因此，这些人群应避免与骆驼接触，或者吃尚未煮熟的肉类。

8. 医护人员在接触或护理 MERS 患者时有较高的感染风险，在与疑似或在医院进行治疗的 MERS 患者接触时，应有恰当的个人保护装备和对接触及空气传播的预防措施，使接触最小化。由于不清楚 MERS-CoV 在呼吸道分泌物中的存活时间，与 MERS 患者接触应谨慎对待，并采取空气传播预防措施。

附录 A　中东呼吸综合征大事记

2012 年 9 月	沙特阿拉伯首次报告了 2 例临床表现类似于 SARS 的新型冠状病毒感染病例
2012 年 10~11 月	沙特阿拉伯开始出现聚集性病例,1 个家庭 4 名成员诊断为 MERS,2 人死亡,其他 24 名家庭成员和 124 名医务人员未染病
2013 年 5 月 23 日	世界卫生组织（WHO）将这种新型冠状病毒命名为"中东呼吸综合征冠状病毒（MERS-CoV)"
2014 年 6 月 4 日	德国波恩大学德罗斯腾（Christian Drosten）教授等从沙特地区一个 MERS-CoV 感染病人及其发病前接触过的单峰骆驼体内分离出基因序列完全相同的 MERS-CoV,这是首次确认的人类与骆驼直接接触后感染中东呼吸综合征冠状病毒的病例
2015 年 5 月 25 日	WHO 疫情通报:至 2015 年 5 月 25 日,全球共有 24 个国家累计报告 MERS 确诊病例 1139 例,其中 431 人死亡,病死率 37.8%。其中,沙特累计报告 MERS 确诊病例 1005 例,死亡 440 人,占全球累计报告病例数的 88.2%,病死率 43.8%

（续　表）

2015 年 5 月	我国广东惠州出现首例输入性中东呼吸综合征确诊病例,患者为韩国人,系韩国 MERS 病例的密切接触者,5 月 21 日在韩国境内出现不适,26 日乘坐航班抵达香港,经深圳入境抵达惠州,截至 5 月 31 日该患者在广东的密切接触者达 61 人,已经就近隔离观察,目前尚未发现异常
2015 年 5 月 21 日	韩国确诊首个 MERS 病例,1 个月内,韩国共确诊 166 例 MERS 病例,死亡 24 人,致死率 14.5%,已成为继沙特阿拉伯后 MERS 第二高发国家
2015 年 6 月	卫计委发布《中东呼吸综合征医院感染预防与控制技术指南(2015 年版)》《中东呼吸综合征病例诊疗方案(2015 年版)》
2015 年 6 月 14 日	世界卫生组织(WHO)称,虽然最近中东呼吸症候群感染病例急剧增加,但尚未构成全球性卫生紧急状态

附录B 国家卫生和计划生育委员会中东呼吸综合征临床专家组名单

（以姓氏笔画为序）

中华人民共和国卫生和计划生育委员会官网
http://www.nhfpc.gov.cn/

组　长

钟南山　广州呼吸病研究所　呼吸内科　中国工程院院士

副组长

王　辰　中日友好医院　呼吸内科　中国工程院院士

李兰娟　浙江大学医学院附属第一医院　感染科　中国工程院院士

陈香美　中国人民解放军总医院　肾内科　中国工程院院士

徐建国　中国疾病预防控制中心　传染病学　中国工程院院士

成　员

马大庆　北京友谊医院　放射科　主任医师

王广发　北京大学第一医院　呼吸内科　主任医师

王天有　首都儿科研究所　儿　科　主任医师

王玉光　北京市中医院　中医科　主任医师

毛恩强　上海交通大学附属瑞金医院　重症医学科

主任医师

卢洪洲　上海市公共卫生临床中心　传染科　主任医师

申昆玲　首都医科大学附属北京儿童医院　呼吸内科　主任医师

刘清泉　北京市中医院　中医科　主任医师

杜　斌　北京协和医院　重症医学科　主任医师

李六亿　北京大学第一医院　院感科　主任医师

李兴旺　北京地坛医院　感染科　主任医师

吴　昊　北京佑安医院　感染科　主任医师

邱海波　东南大学附属中大医院　重症医学科　主任医师

沈　颖　首都医科大学附属北京儿童医院　儿科　主任医师

陈良安　中国人民解放军总医院　呼吸内科　主任医师

武迎宏　北京大学人民医院　院感科　主任医师

林江涛　中日友好医院　呼吸内科　主任医师

尚　红　中国医科大学第一附属医院　医学检验　主任医师

周　新　上海市第一人民医院　呼吸内科　主任医师

赵鸣武　北京大学第三医院　呼吸内科　主任医师

胡必杰　上海复旦大学附属中山医院　院感科　主任医师

姚婉贞　北京大学第三医院　呼吸内科　主任医师

钱素云　首都医科大学附属北京儿童医院　内　科主任医师

徐小元　北京大学第一医院　感染科　主任医师

徐英春　北京协和医院　医学检验　主任医师

高占成　北京大学人民医院　呼吸科　主任医师

席修明　首都医科大学附属复兴医院　重症医学科主任医师

曹　彬　北京朝阳医院　感染科　主任医师

曹志新　北京朝阳医院　呼吸科　主任医师

盛吉芳　浙江大学医学院附属第一医院　传染科主任医师

舒跃龙　中国疾病预防控制中心　病原生物学　研究员

曾　光　中国疾病预防控制中心　流行病学　研究员

黎毅敏　广州医学院第一附属医院　呼吸科　主任医师

附录 C 中东呼吸综合征病例诊疗方案

中华人民共和国卫生和计划生育委员会官网
http://www.nhfpc.gov.cn/

一、前言

2012 年 9 月首次报告了 2 例临床表现类似于 SARS 的新型冠状病毒感染病例。2013 年 5 月 23 日,世界卫生组织(WHO)将这种新型冠状病毒感染疾病命名为"中东呼吸综合征"(Middle East respiratory syndrome,MERS)。截至 2014 年 7 月 23 日,全球共有 21 个国家累计报告中东呼吸综合征实验室确诊病例 837 例,死亡 291 例,病死率 34.8%。部分国家出现聚集性疫情和医务人员感染。根据目前已知的病毒学、临床和流行病学资料,中东呼吸综合征冠状病毒已具备有限的人传人能力,但无证据表明该病毒具有持续人传人的能力。

根据 WHO 通报的 MERS 疫情,结合文献报道,对《中东呼吸综合征病例诊疗方案(2013 年第 1 版)》进行修订。

二、病原学

中东呼吸综合征冠状病毒(MERS-CoV)属于冠状病毒科,β 类冠状病毒的 2c 亚群,是一种具有包膜、基因组为线性非节段单股正链的 RNA 病毒。病毒粒子呈球形,直径为 120~160 nm。基因组全长约 30kb。目前已经完成多株 MERS-CoV 的全基因组序列测定,从基因组序列分析,MERS-CoV 与 SARS 基因组相似性为 55% 左右。中东呼吸综合征冠状病毒受体同 SARS 完全不同,SARS 冠状病毒受体为血管紧张素转换酶 2(angiotensin-converting enzyme 2,ACE2),表达该受体的细胞主要位于人的肺部组织,而人的上呼吸道组织很少分布。中东呼吸综合征冠状病毒受体为二肽基肽酶 4(dipeptidyl peptidase 4,DPP4,也称为 CD26),该受体与 ACE2 类似,主要分布于人深部呼吸道组织,可以部分解释中东呼吸综合征冠状病毒临床症状严重性。2014 年分别从沙特地区一个 MERS-CoV 感染病人及其发病前接触过的单峰骆驼体内分离出基因序列完全相同的 MERS-CoV,同时在埃及、卡塔尔和沙特其他地区的骆驼中也分离到和人感染病例分离病毒株相匹配的病毒,并在非洲和中东的骆驼中发现 MERS-CoV 抗体,因而骆驼可能是人类感染来源。但不排除蝙蝠或其他动物也可能是中东呼吸综合征冠状病毒的自然宿主。

由于该病毒被发现时间较短,其病原学特征尚不完全清楚,病毒结构、性状、生物学和分子生物学特征还有待于进一步的研究。

三、流行病学

截至 2014 年 7 月 23 日,已在中东地区(9 个:沙特、阿联酋、约旦、卡塔尔、科威特、阿曼、也门、黎巴嫩和伊朗),欧洲(6 个:法国、德国、意大利、英国、希腊和荷兰),非洲(3 个:突尼斯、埃及和阿尔及利亚),亚洲(2 个:马来西亚、菲律宾)与美洲(1 个:美国)等 21 个国家报告病例。2014 年 4 月报告病例数急剧上升,5 月份以来已迅速下降。近期增加的病例主要集中在中东地区,也输入到中东外多个国家,通过朝觐发生的病例有增加趋势;少数输入病例导致了二代病例发生,二代病例多为轻症和无症状感染;医疗机构通过人际传播发生的感染占很大比例。综合目前已知的流行病学资料,病例确切的感染来源不明,骆驼为可能感染来源。存在家庭聚集和医院感染现象,表明已出现人际间传播,但尚无社区持续人传人证据。

由于我国与中东地区存在商务、宗教交流、旅游等一定规模人员往来,存在疫情输入风险。尽管输入性疫情引发我国境内大范围播散的风险较低,但仍应当密切监测来自疫情发生地的输入性病例。

四、发病机制和病理

MERS 的发病机制可能与 SARS 有相似之处,可发生急性呼吸窘迫综合征和急性肾衰竭等多器官功能衰竭。冠状病毒入侵首先通过表面的 S 蛋白和(或)HE 蛋白与宿主细胞的表面受体相结合。第一群冠状病毒(HCoV-229E)能特异地与人类氨肽酶 N(aminopeptidase)结合。第二群冠状病毒(如 HCoV-NL63 和 SARS-CoV)与 ACE2 结合,还可同时与 9-O-乙酰神经氨酸分子结合。中东呼吸综合征冠状病毒的受体则为 DPP4。病理主要表现为:肺充血和炎性渗出、双肺散在分布结节和间质性肺炎。从目前中东呼吸综合征病例的发展进程来看,可能存在过度炎症反应。其详细机制仍有待于在临床实践和基础研究中进一步阐明。

五、临床表现和实验室检查

(一)临床表现

1. 潜伏期 据 WHO 报道,该病的潜伏期为 2～14 天。

2. 临床表现　主要表现为发热、畏寒/寒战、干咳、气短、头痛和肌痛。其他症状包括咽痛、鼻塞、恶心、呕吐、头晕、咳痰、腹泻和腹痛。重症患者往往开始表现为发热伴上呼吸道症状,但是在 1 周内快速进展为重症肺炎,伴有呼吸衰竭、休克、急性肾衰竭、凝血功能障碍和血小板减少。

根据 WHO 公布的病例信息,28.6%的病例无临床症状或仅表现为轻微的呼吸道症状,无发热、腹泻和肺炎。

(二)影像学表现

发生肺炎者影像学检查根据病情的不同阶段可表现为单侧至双侧的肺部影像学改变,主要特点为胸膜下和基底部分布,毛玻璃影为主,可出现实变影。

(三)实验室检查

1. 一般实验室检查

(1)血常规:白细胞总数一般不高,可伴有淋巴细胞减少。

(2)血生化检查:部分患者肌酸激酶、天冬氨酸氨基转移酶、丙氨酸氨基转移酶、乳酸脱氢酶、肌酐等升高。

2. 病原学相关检查　主要包括病毒分离、病毒核酸检测。病毒分离为实验室检测的"金标准";病毒核酸检测可以用于早期诊断。及时留取多种标本(咽拭子、鼻拭子、鼻咽或气管抽取物、痰或肺组织,以及血液和粪便)进行检测,其中以下呼吸道标本阳性检出率更高。

(1)病毒核酸检测:以 RT-PCR(最好采用 real-time RT-PCR)法检测呼吸道标本中的 MERS 冠状病毒核酸。

(2)病毒分离培养:可从呼吸道标本中分离出 MERS

冠状病毒,但一般呼吸道冠状病毒在细胞中分离培养较为困难。

六、临床诊断

(一)疑似病例

患者符合流行病学史和临床表现,但尚无实验室确认依据。

1. 流行病学史 发病前14天内有中东地区旅游或居住史;或与疑似/临床诊断/确诊病例有密切接触史。

2. 临床表现 难以用其他病原感染解释的发热(体温≥38℃)伴呼吸道症状。

(二)临床诊断病例

1. 满足疑似病例标准,仅有实验室阳性筛查结果(如仅呈单靶标 PCR 或单份血清抗体阳性)的患者。

2. 满足疑似病例标准,因仅有单份采集或处理不当的标本而导致实验室检测结果阴性或无法判断结果的患者。

(三)确诊病例

疑似和临床诊断病例具备下述 4 项之一,可确诊为中东呼吸综合征实验室确诊病例。

1. 至少双靶标 PCR 检测阳性。

2. 单个靶标 PCR 阳性产物,经基因测序确认。

3. 从呼吸道标本中分离出中东呼吸综合征冠状病毒。

4. 恢复期血清中东呼吸综合征冠状病毒抗体较急性期血清抗体水平阳转或呈 4 倍以上升高。

(四)无症状感染者

无临床症状,但具备实验室确诊依据 4 项之一者。

七、鉴别诊断

主要与流感病毒、SARS 冠状病毒等呼吸道病毒和细菌等所致的肺炎进行鉴别。

八、治疗

(一)基本原则

1. 根据病情严重程度评估确定治疗场所　疑似、临床诊断和确诊病例应在具备有效隔离和防护条件的医院隔离治疗;危重病例应尽早入 ICU 治疗。转运过程中严格采取隔离防护措施。

2. 一般治疗与密切监测

(1)卧床休息,维持水、电解质平衡,密切监测病情变化。

(2)定期复查血常规、尿常规、血气分析、血生化及胸部影像。

(3)根据氧饱和度的变化,及时给予有效氧疗措施,包括鼻导管、面罩给氧,必要时应进行无创或有创通气等措施。

3. 抗病毒治疗　目前尚无明确有效的抗 MERS 冠状病毒药物。体外试验表明,干扰素-α 具有一定抗病毒作用。

4. 抗菌药物治疗　避免盲目或不恰当使用抗菌药物,加强细菌学监测,出现继发细菌感染时应用抗菌药物。

5. 中医中药治疗　依据中医学"温病、外感热病、风温肺热病"等病证辨证论治。

(1)邪犯肺卫证

主症:咽痛、鼻塞、头身痛,或伴发热恶寒,咳喘等。

治法:解表宣肺,清热利咽。

推荐方剂:柴葛解肌汤合银翘散。常用药物柴胡、葛根、荆芥、赤芍、金银花、连翘、牛蒡子、桔梗、黄芩等。

(2)邪热闭肺证

主症:高热,咳嗽,喘闷,气急,黄痰,腹胀便秘等。

治法:清热宣肺,通腑解毒。

推荐方剂:麻杏甘石汤合桃仁承气汤。常用药物麻黄、生石膏、杏仁、桃仁、桂枝、全瓜蒌、生大黄、桑白皮、人参等。

(3)正脱邪陷证

主症:高热或突然汗出伴喘促加重,或咳吐血痰,或伴见神昏,四末不温,少尿或尿闭等。

治法:扶正固脱,解毒开窍。

推荐方剂:生脉散合参附汤加服安宫牛黄丸。常用药物人参、制附片、麦冬、五味子、山茱萸、安宫牛黄丸等。

(4)正虚邪恋证

主症:恢复期低热,咳嗽,乏力倦怠等。

治法:扶正祛邪。

推荐方剂:补中益气汤加减。常用药物党参、黄芪、当归、陈皮、麦冬、五味子、玉竹等。

(二)重症病例的治疗建议

重症和危重症病例的治疗原则是在对症治疗的基础上,防治并发症,并进行有效的器官功能支持。实施有效的呼吸支持(包括氧疗、无创/有创机械通气)、循环支持、肝和肾支持等。有创机械通气治疗效果差的危重症病例,有条件的医院可实施体外膜氧合支持技术。维持重症和危重症病例的胃肠道功能,适时使用微生态调节制剂。详见国家卫生计生委重症流感病例治疗措施。

九、出院标准

体温基本正常、临床症状好转,病原学检测连续 2 次阴性,可出院或转至其他相应科室治疗其他疾病。

参 考 文 献

[1] 中东呼吸综合征诊疗方案及感染预防与控制指南,2015版.

[2] 钟南山.传染性非典型肺炎(SARS)诊疗方案.中华医学杂志. 2003,83(19):1731.

[3] 卫生部关于推荐新修订的《医院预防与控制传染性非典型肺炎 (SARS)医院感染的技术指南》的通知.卫生部公报.2013.

[4] 江桂华,田军章,郑丽吟,等.传染性非典型肺炎的影像学表现.中 国中西医结合影像学杂志,2004,2(1):7.

[5] 耿兴义,张济,贾堂宏,等.中东呼吸综合征最新研究进展.山东大 学学报:医学版,2014,52(7):106.

[6] Su S,Wong G,Liu Y,et al.MERS in South Korea and China:a potential outbreak threat? Lancet,2015,385(9985):2349.

[7] Venkatraqhavan L,Rakhman E,Krishna V,et al.The Effect of General Anesthesia on the Microelectrode Recordings From Pallidal Neurons in Patients With Dystonia.J Neurosurg Anesthesiol, 2015.

[8] 张淑文,王超,阴赪宏.多器官功能障碍综合征诊断标准与病情严 重度评分系统的多中心临床研究.中国危重病急救医学,2004,16 (6):328.

[9] 陆普选,周伯平,朱文科,等.高致病性 H5N1 亚型人禽流感病毒 性肺炎的影像学表现特点.中国医学影像技术,2007,23(4):532.

[10] 急性肺损伤/急性呼吸窘迫综合征诊断和治疗指南(2006).中国 危重病急救医学.2006,12;18(12):706.

[11] Breakwell L,Prinqle K,Chea N,et al.Lack of Transmission among Close Contacts of Patient with Case of Middel East Respiratory Syndrome Imported into the United States,2014.Emerg Infect Dis,2015,21(7):1128.

[12] Seo DJ,Yoo JS,Kim JB,et al.Venovenous Extracorporeal Membrane Oxygenation for Postoperative Acute Respiratory Distress Syndrome.Korean J Thorac Cardiovasc Surg,2015;48(3):180.

[13] South Korea tackles virus outbreak.Nurs Stand,2015,29(42):11.

[14] Marialbert Acosta-Herrera,Maria Pino-Yanes,Jesús Blanco,et al. Common variants of NFE2L2 gene predisposes to acute respiratory distress syndrome in patients with severe sepsis. Crit Care, 2015,19(1):256.

[15] 张大庆.连续性血液净化治疗 ICU 重症急性肾功能衰竭的临床分析.现代诊断与治疗,2014,25(7):1575.

[16] 肖为,杨明施.脓毒症治疗的现状与新进展.医学综述,2014,20(8):1425.

[17] 陆普选,曾政,郑斐群,等.人感染 H7N9 禽流感病毒性重症肺炎的影像学表现及动态变化特点.放射学实践,2014,29(7):740.

[18] Schneider E,Chommanard C,Rudd J,et al.Evaluation of Patients under Investigation for MERS-CoV Infection,United States,January 2013-October 2014.Emerg Infect Dis,2015,21(7):1220.

[19] Khalafalla AI,Lu X,AI-Mubarak AI,et al.MERS-CoV in Upper Respiratory Tract and Lungs of Dromedary Camels,Saudi Arabia, 2013-2014.Emerg Infect Dis,2015,21(7):1153.

[20] Ewan C Goligher,Ghislaine Douflé,Eddy Fan.Update in Mechanical Ventilation, Sedation, and Outcomes 2014. Am J Respir Crit Care Med,2015,191(12):1367.

[21] Eskild Petersen,David S Hui,Stanley Perlman,Alimuddin Zumla. Middle East Respiratory Syndrome-advancing the public health and research agenda on MERS-lessons from the South Korea outbreak.Int J Infect Dis,2015,36:54.

[22] Kai Kupferschmidt. INFECTIOUS DISEASES. Amid panic, a chance to learn about MERS.Science,2015,348(6240):1183.

[23] 肖倩霞,张志刚,李斌飞,等.体外膜肺氧合治疗重症急性呼吸窘迫综合征的临床研究.中国医师进修杂志,2006,29(5):23.

[24] 段昭君,谭文杰,鲁凤民.中东呼吸综合征冠状病毒感染.中国病毒学杂志.2013,3(4):245.

[25] Zhao Y,Tan W.Advances in the researches of genomic characterization and molecular detection of Middel East respiratory syndrome coronavirus.Zhonghua YuFang YiXue ZaZhi,2015,49(5):461.

[26] Chan SM,Damdinjav B,Perera RA,et al.Absence of MERS-Coronavirus in Bactrian Camels,Southern Mongolia,November 2014.Emerg Infect Dis,2015,21(7):1269.

[27] Lynda Gunn,Patrick James Collins,Séamus Fanning,et al.Detection and characterisation of novel bocavirus (genus Bocaparvovirus) and gastroenteritis viruses from asymptomatic pigs in Ireland.Infect Ecol Epidemiol,2015,5:27270.

[28] Yang Yang,Chang Liu,Lanying Du,et al.Two mutations were critical for bat-to-human transmission of MERS coronavirus.J Virol,2015.

[29] Jianjun Gao,Peipei Song.China upgrades surveillance and control measures of Middle East respiratory syndrome (MERS).Biosci Trends,2015.

[30] Declan Butler.South Korean MERS outbreak spotlights lack of research.Nature,2015,522(7555):139.

[31] 迟航,郑学星,盖微微,等.中东呼吸综合征冠状病毒实时荧光定量 PCR 检测方法的建立.中国病原生物学杂志,2014,9(8):673.

[32] 王翀,郑学星,迟航,等.中东呼吸综合征研究进展.传染病信息.2015,28(1):49.

[33] Sakshi Tomar,Melanie L Johnston,Sarah E St John.Ligand-induced dimerization of MERS coronavirus nsp5 protease (3CLpro): implica-

tions for nsp5 regulation and the development of antivirals. J Biol Chem,2015.

[34] Jonathan Wang,Earl Stewart,Kwame Dapaah-Afriyie,et al.Mild encephalopathy with reversible splenial lesion in a patient with influenza A infection-first report in an adult patient in the USA. BMJ Case Rep,2015.